L'EMBONPOINT

CONSIDÉRÉ COMME MALADIE,

AVEC UN EXAMEN CRITIQUE

DES OPINIONS ANCIENNES ET MODERNES,

RELATIVES A CE SUJET;

SES CAUSES, SA GUÉRISON,

PAR LE DOCTEUR WADD,

Ex-médecin extraordinaire de Sa Majesté Britannique feu George III;

TRADUIT DE L'ANGLAIS,

PAR LE DOCTEUR LÉON.

SUIVI

DE SES PROPRES OBSERVATIONS ET DE SON TRAITEMENT.

UN VOLUME IN-8°.

Prix 5 fr. et 5 fr. 50 c. pour la province.

A PARIS,

CHEZ LE DOCTEUR LÉON,

Rue Godot Mauroy, 36;

CHEZ DENTU, PALAIS-ROYAL, GALERIE D'ORLÉANS;

Et chez les principaux libraires.

1838.

PARIS. — IMPRIMERIE DE COSSON,
Rue Saint-Germain-des-Prés, n° 9.

L'EMBONPOINT

CONSIDÉRÉ COMME MALADIE,

AVEC UN EXAMEN CRITIQUE

DES OPINIONS ANCIENNES ET MODERNES,

RELATIVES A CE SUJET;

SES CAUSES, SA GUÉRISON,

PAR LE DOCTEUR WADD,

Ex-médecin extraordinaire de Sa Majesté Britannique feu Georges III;

TRADUIT DE L'ANGLAIS,

PAR LE DOCTEUR LÉON,

SUIVI

DE SES PROPRES OBSERVATIONS ET DE SON TRAITEMENT.

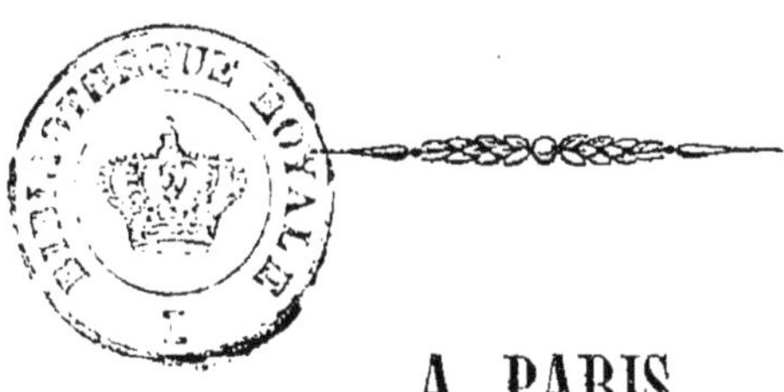

A PARIS,

CHEZ LE DOCTEUR LÉON,
Rue-Godot Mauroy, 36;
CHEZ DENTU, PALAIS-ROYAL, GALERIE D'ORLÉANS;
Et chez les principaux libraires.

1838.

PRÉFACE DE L'AUTEUR.

Lorsque ces observations sur l'embonpoint parurent pour la première fois, elles n'avaient pas été disposées, nous devons l'avouer, pour être soumises aux yeux du public; et c'est la raison pour laquelle elles furent publiées sous l'anonyme.

Malgré cet état tout imparfait, on en tira deux éditions, et comme on ne s'était pas donné beaucoup de peine pour cacher le nom de l'auteur, celui-ci fut bientôt généralement connu ; et dès-lors son désir fut de donner plus d'ordre et de méthode à l'ouvrage : mais les devoirs de sa profession, et des ouvrages qu'il était en train de publier, l'empêchèrent de réaliser ce désir, et il fut réduit à relater les faits dans l'ordre qu'ils s'étaient présentés à lui dans sa pratique et dans ses lectures. Ces faits s'accumulèrent insensiblement ; et alors, jugeant de l'importance du sujet par l'accueil favorable que le public avait fait à cet opuscule, il se détermina à les soumettre une seconde fois dans l'état où ils sont maintenant, aux membres de la société dont la bonne humeur est en harmonie avec l'embonpoint du corps.

INTRODUCTION.

Un monsieur, avec qui depuis long-temps
j'étais dans l'habitude de parler de choses
ayant rapport à ma profession, avait souvent jeté dans la conversation la tendance
qu'il avait à l'embonpoint. Il sentait déjà
qu'il augmentait en lui d'une manière désavantageuse ; et il m'exprimait la crainte de
le voir s'augmenter encore à cause de

la vie sédentaire à laquelle il était tenu par ses occupations. A la fin, il m'adresse une lettre dans laquelle il me priait expressément de lui faire connaître les auteurs qui pourraient satisfaire là-dessus sa curiosité, ou de lui communiquer ma manière de voir sur ce sujet, qui occupait toutes ses pensées : en même temps il me parlait de quelques circonstances de sa vie, qui pouvaient jeter quelque jour sur sa maladie, et particulièrement de ses observations relatives aux effets obtenus par le régime végétal.

C'est vers la fin de sa douzième année, qu'il commença à être fortement incommodé par l'embonpoint, qui augmentait en lui tous les jours. Depuis cette époque, son esprit était profondément frappé de la crainte de devenir obèse : et dans le fait, le goût du repos, la tendance au sommeil, sa nonchalance, son aversion pour l'étude étaient des symptômes bien suffisans pour justifier cette crainte. Au moyen d'un régime sévère et végétal, il éprouva de l'amaigrissement, devint beaucoup plus capable de travaux intellectuels, et sa santé s'améliora sous tous les rapports. Mais toutes les fois qu'il se relâchait de ce dernier régime, son embonpoint reparaissait avec assez de force.

Les variations qu'éprouvaient la santé et les sentimens de ce monsieur, selon le changement alternatif de régime , n'étaient pas moins tranchés et remarquables que l'altération et le déclin que Cornaro éprouvait dans sa santé, lorsque le retour des vendanges le mettait en état de prendre sa quantité ordinaire de vin nouveau.

DE L'EMBONPOINT

CONSIDÉRÉ COMME MALADIE.

REMARQUES PRÉLIMINAIRES.

Si l'accroissement des richesses et le raffinement des temps modernes ont eu pour but de bannir de nos cités la peste et les épidémies, probablement aussi ils ont introduit tous les désordres du système nerveux, et ont augmenté les cas d'obésité.

Hollingshed, qui vivait sous le règne d'Élisabeth, en parlant de l'accroissement du luxe au temps où il vivait, en donne pour cause le nombre de cheminées nouvellement établies, tandis que, d'après le témoignage de quelques vieillards qui se rappelaient ces époques, il ne s'en trouvait que deux ou trois tout au plus, dans les villes les plus considérables du royaume. Je ne prétends pas déterminer que les cas d'obésité aient été en rapport avec le nombre des cheminées; toujours est-il certain que Hollingshed et ses contemporains ne nous disent point qu'on ait été obligé de démolir ou un pignon de mur de maison, ou des fenêtres pour sortir de malheureuses victimes d'une mort prématurée, trop volumineuses pour être descendues par l'escalier.

La nation anglaise a été de tout temps aussi fameuse par son goût pour le bœuf, que ses enfants ont été célèbres par leur bravoure [1]. Qu'ils aient su bien se nourrir, même dans les temps les plus éloignés, c'est ce que nous tenons de César lui-même, qui dit, en parlant du régime de vie des Bretons : ils se nourrissent de laitage et de viande ; *lacte et carne vivunt.* Et la nourriture solide et la boisson épaisse et forte de nos ancêtres n'ont pas été le sujet de moins d'admiration chez tous les historiens qui suivirent, jusqu'aux jours du bon sir Lionel Ducket, qui, l'année 1573, réprima dans la Cité la

---

[1] Ce peu d'encens ne peut étourdir qu'un Anglais ; car cette bravoure n'a pu empêcher que l'Angleterre ne fût subjuguée par les peuples qui ont voulu se donner la peine d'en faire la conquête, n'a pu maintenir les peuples qui ont voulu se rendre indépendans , et n'a produit quelque chose d'éclatant qu'à la faveur des troubles ou avec le secours des autres nations , avec lesquelles , connaissant son insuffisance, cette nation a le bon esprit de s'allier. Ma preuve est dans l'histoire.

grande prodigalité, qui avait causé une telle consommation de gibier, que la reine et la cour en furent alarmées[1].

Quelques personnes ont calculé que, pour un obèse en France ou en Espagne, il y en avait cent en Angleterre ; je laisserai à d'autres le soin d'examiner l'exactitude de ce calcul.

Quoi qu'il en soit, on sera certain que nous en approchons, ou que nous n'allons pas au-delà, si on réfléchit aux dépenses excessives qu'exige l'art culinaire, et qui ont été introduites, soit par les perfectionnemens tout récens dans l'art d'engraisser le bétail, soit par la condescendance de quelques uns de nos médecins, qui ont joint la science du cuisinier à la pratique de la médecine.

Un savant médecin est d'avis (*Vide Insti-*

____

[1] Stow, vol. II, p. 537.

tutes of health) qu'un médecin connaissant la cuisine, est un de ces oracles de la nature, qui mérite beaucoup plus d'attention que de ridicule : un autre assure que personne ne saurait être bon médecin, s'il n'a une connaissance suffisante de la cuisine, et s'il ne sait apprêter des mets avec l'art des Romains ; tandis qu'un troisième insiste, pour qu'on descende de la dignité de sa profession, aux préparations culinaires, et nous apprend à faire des gelées délicieuses, qui peuvent réveiller les forces de l'estomac dans l'état de dégoût où se trouve fréquemment cet organe, lorsque le goût est blasé depuis long-temps. On ne doit pas omettre que parmi les grands événemens de l'époque actuelle, les efforts combinés de l'art et de la nature produisirent, pendant le jubilé de l'an 1809, le bœuf le plus gras et l'homme le plus obèse, dont on ait jamais entendu parler dans l'histoire du monde.

Il est assez singulier qu'une maladie qui a été regardée comme caractérisant les habitans de cette île, ait été aussi peu remarquée. Le discours sur l'embonpoint du docteur Thomas Schort, publié en 1727 avec un petit pamphlet par le docteur Fleming, et avec quelques remarques accidentelles sur des ouvrages un peu systématiques, ne laisse rien à désirer, selon moi, sur tout ce qui a été dit dans ce pays relativement à une affection que le docteur Fothergill appelle une bien singulière maladie.

Mais, nous dira-t-on en réponse à cela, on a suffisamment écrit là-dessus pour toute personne qui voudra se traiter elle-même dans cette maladie; car le régime maigre et le conseil du docteur Radcliffe, d'avoir constamment les yeux ouverts et la bouche fermée, contient tout le secret du traitement.

Que Louis Cornaro et Thomas Wood

aient ajouté foi à cette doctrine, et qu'ils aient agi conformément à ces principes, c'est-à-dire d'après un régime sévère longtemps soutenu, cela est vrai sans aucun doute ; et il n'est pas moins certain que l'un d'eux se guérit ainsi d'un tourment continuel, et l'autre d'étouffemens déterminés par une surabondance de graisse dans les deux cas.

Il peut y avoir d'autres personnes, et probablement en assez grand nombre, qui, dans leur vie privée, ont eu assez de bon sens et de courage pour se conformer à ce genre de vie, et les exemples qu'on a là-dessus, sont, je pense, suffisamment précieux pour en autoriser la publication dans un ouvrage entièrement consacré à ce sujet : de plus comme l'histoire des personnes qui de nos jours sont mortes par un excès d'embonpoint, ne fait le plus souvent qu'exciter une surprise momentanée, il peut être à la fin utile d'examiner et de suivre les effets qu'ont obtenus, en suivant rigoureusement un régime, les personnes qui ont lutté avec succès contre une existence difficile et une mort prématurée.

Le cas extraordinaire de feu M. Lambert est en cela un exemple frappant. D'après les détails sur sa vie, il ne paraît pas qu'il ait fait des efforts bien décidés pour arrêter les progrès d'une maladie qui, depuis longues années, semblait augmenter avec rapidité, et dont on devait prévoir la terminaison. Mais on ne sait pas encore si cette négligence provenait de l'ignorance, ou du préjugé commun, qui fait regarder cette maladie comme tellement liée et adhérente à notre tempérament, qu'on la regarde comme incurable; et nous avons seulement lieu d'être surpris que cette machine prodigieuse, et si entravée dans ses mouvemens, eût pu se mouvoir pendant tant d'années.

Il peut être utile pour quelques uns de nos lecteurs, d'être informés de quelques circonstances relatives à l'anatomie et à la physiologie ayant rapport à notre sujet, à la nature et aux proportions de la substance graisseuse, qui, en augmentant, et en se déposant au milieu de nos organes, devient si nuisible aux fonctions de la vie. Je vais en donner un aperçu avec le plus de concision possible.

De nos jours, on s'accorde généralement sur la manière dont la graisse est distribuée dans le corps ; c'est qu'elle suit la texture de la membrane cellulaire. Autrefois on supposait qu'elle était tout simplement adhérente en masse et en bloc aux parties où elle se trouvait.

Cette membrane est plus mince dans certains endroits que dans d'autres, et partout elle se trouve composée, comme son nom l'indique, de pl usieurs cellules communiquant les unes avec les autres. Quelques auteurs ont pensé que la graisse était contenue dans des cellules qui lui étaient particulières, et, pour cet raison, on a appelé du nom d'*adipeuse,* la partie de la membrane où on la trouve. L'autre partie a été appelée substance réticulo-cellulaire, et est considérée comme le lien d'union entre les parties fortes et les parties faibles. Elle est d'une excessive délicatesse et constitue, selon l'opinion d'Hunter, la moitié de tout notre corps.

Ce célèbre anatomiste, dans ses cours, décrivait toujours la graisse comme contenue dans de petites poches à elles particulières, et n'ayant pas de communication l'une avec l'autre. Il fit la remarque, que, si on exerçait une pression sur la membrane adipeuse, la substance huileuse ne s'extra-

vasait point dans les cellules environnantes,
ainsi que fait la substance aqueuse dans
l'anasarque; et que cette substance aqueuse
avait été souvent aperçue aux endroits de
la membrane où on n'avait jamais trouvé
de graisse [1]. Ce dernier cas ne prouverait
pas plus que le premier, que, dans l'économie
animale, seulement certaines parties de la
membrane cellulaire sont affectées à recevoir la graisse en dépôt. La graisse, quoique,

---

[1] Un exemple cependant de descente de la
graisse dans les pieds et formant une tumeur, est
mentionné par M. Lorry dans les Mémoires de l'A-
cadémie de médecine. Dans son rapport, M. Lorry
donne une explication de cette maladie, qu'il suppose avoir été produite par la graisse mélangée
avec différentes autres substances, telles que lait,
pus, etc., etc. Il prétend qu'il y a une réciprocité
d'action entre la graisse et la bile: et par là il
cherche à se rendre compte pourquoi on en trouve
quelque apparence dans les affections bilieuses.

d'après sa transparence chez l'homme vivant, elle puisse paraître fluide, ne doit certainement pas être considérée comme étant de l'huile; car, s'il en était ainsi, probablement elle tendrait à descendre ainsi que l'eau.

Il y a encore une autre membrane sur laquelle nous devons aussi appeler l'attention; nous voulons parler de la duplicature du péritoine appelée *épiploon*, située à la partie antérieure de l'abdomen immédiatement avant les intestins; elle est généralement connue sous le nom de toile, et c'est ce qui détermine l'embonpoint chez les personnes qui sont âgées.

Plusieurs conjectures appuyées sur des hypothèses, ont été émises relativement aux usages de l'épiploon. Les uns se sont demandé si ce n'était pas là la route commune de la graisse, ayant une communication secrète avec la membrane adipeuse.

D'autres ont pensé que son usage était en relation avec le foie, et qu'il coopérait ainsi à la formation de la bile. Tout cela eût été fort bien, si l'épiploon était le seul organe du corps dont nous ignorons l'usage. Dans l'état de santé il ne pèse pas ordinairement plus d'une demi-livre; mais on en a trouvé dans un état d'accroissement considérable, et qui pesaient plusieurs livres. J'ai eu lieu de rencontrer tout récemment trois cas, dans lesquels il pesait plus de huit livres. Le docteur Hanly, dans les mémoires de médecine de la faculté d'Edimbourg, cite un dépôt local de matière graisseuse, ayant la consistance du suif, pesant sept livres, qu'il considère comme une portion de l'épiploon. Mais c'était probablement une tumeur stéatomateuse, tenant un peu de la nature du goître. Parmi ceux qui ont vécu dans un tel état de choses, se trouve le marquis de St-Albans, dont Boërhaave a fait mention dans son *Autre histoire d'une maladie cruelle et très-rare.* Le docteur Wade cite un autre cas d'un embonpoint excessif dans ses observations et ses recherches médicales. « Quoique les cas de suffocation et de mort produits par l'embonpoint soient assez communs, dit l'auteur, je n'ai cependant lu nulle part de cas, où les viscères aient acquis un grand développement sans le manifester au dehors par l'embonpoint. » Boërhaave cite le cas d'un homme chez qui l'abdomen était devenu si volumineux, qu'il était obligé de le soutenir au moyen d'une ceinture, et qu'il avait fait couper une partie de la table à manger, afin de pouvoir en approcher ses jambes. Après la mort de cet homme, on pesa son épiploon, qui donna trente livres.

ACCIDENS

PRODUITS PAR L'EMBONPOINT.

—

Une accumulation excessive de graisse dans cette partie ne peut manquer d'entraver le libre exercice des fonctions animales. La respiration s'exécute imparfaitement ou avec difficulté, et on se sent extrêmement peu disposé à prendre de l'exercice. A cause de la compression générale des gros vaisseaux qui charrient le sang ; la circulation se trouve obstruée et conséquemment l'accumulation du sang augmente dans les parties du corps privées de graisse, comme le cerveau, les poumons, etc. De là vient que nous trouvons le pouls chez les personnes grasses plus faible que chez les autres ; et d'après ces données, nous pouvons comprendre facilement pourquoi une personne, qui met de l'embonpoint devient triste , portée au sommeil et à l'oisiveté.

Les variations qu'éprouvent la quantité et la qualité de la graisse, sont en rapport avec l'âge et les parties dans lesquelles elle se dépose. Plus consistante et plus colorée chez les personnes âgées , elle n'a pas ces qualités chez les jeunes sujets. Elle est aussi plus condensée et plus solide dans les endroits exposés à être comprimés, que dans l'épiploon ou au voisinage du cœur, de l'estomac et des intestins. Chez les enfans, la graisse est distribuée sur toute la surface du corps; mais, à mesure qu'ils avancent en âge, elle diminue à la surface en proportion de la quantité en laquelle elle se dépose à l'intérieur.

L'opinion de Boërhaave et de Vanswieten était que le sang, circulant lentement, déposait la graisse dans les dernières ramifications des vaisseaux. Malpighi et d'autres anatomistes ont pensé qu'il y avait un appareil de glandes ajouté au tissu cellulaire, et destiné à sécréter la graisse. Mais jamais on n'a pu découvrir cet appareil, quoiqu'il ne répugne pas au système général de l'économie. On suppose qu'une personne pesant cent vingt livres, a généralement en elle vingt livres de graisse. L'accumulation de la graisse, ou cet état appelé ordinairement obésité, désigné par les nosologistes sous le nom de *Polysarcie*, est si commun chez les habitans de ce pays, qu'il peut exister jusqu'à un certain degré, sans qu'on y fasse attention. Mais lorsqu'il est porté à l'excès, non seulement il est incommode, mais il constitue une maladie, dispose à beaucoup d'accidens graves, et à une mort subite.

La prédisposition à l'obésité varie selon les personnes. Chez les unes elle existe à un tel degré, qu'il se forme une grande quantité de graisse malgré la plus grande réserve dans les habitudes de la vie, et la modération la plus invariable à satisfaire son appétit.

Une telle prédisposition est souvent héréditaire ; et lorsqu'elle est accompagnée, comme c'est assez fréquent, de cette heureuse disposition d'esprit appelé *bonne humeur*, qui, dans le beau sexe répand des charmes autour de lui, fait de nouvelles conquêtes et conserve celles qu'elle a déjà faites ; de plus, lorsque chez les hommes, le le caractère est doué de cet état heureux que M. Hume se félicite avec tant de plaisir de posséder, et qu'il considère comme étant plus qu'équivalent à cent ans, je veux dire cette habitude de voir toutes choses sous un beau côté ; avec une telle prédisposition de corps et d'esprit, on doit s'attendre à ac-

quérir de l'embonpoint à un degré remarquable.

De plus, nous devons ajouter que le développement de l'embonpoint, lorsqu'il
existe une tendance à cette affection, ne
semble avoir lieu que sous l'influence de
certaines causes déterminantes : et en tête
de celles-ci, nous placerons le défaut de so-
briété à table. C'est là la raison qui nous
explique pourquoi la classe la plus basse de
la société, celle qui est pauvre et laborieuse,
est rarement affectée d'obésité, et pourquoi
ce n'est que parmi les personnes qui
ont les moyens de se procurer les aisances
de la vie sans aucune peine, que l'on rencontre l'obésité fortement développée. Là-
dessus le docteur Arbuthnos donne un conseil bien sensé. « La diète et le travail, dit
» l'ingénieux auteur, préserveront de l'em-
» bonpoint les personnes chez qui il y a
» une grande tendance à son développe-

»ment.» Vous pouvez voir une armée de
» quarante mille hommes d'infanterie sans
» un obèse ; et j'oserais affirmer que, par
» l'oisiveté et l'abondance, vingt sur qua-
» rante le deviendront.»

AUTRES CAUSES DE L'EMBONPOINT.

Plusieurs autres causes ont été regardées comme déterminant l'embonpoint. Le docteur Beddoes a appliqué à ce sujet la chimie pneumatique, et attache une grande importance au manque d'oxygène; mais le docteur conserva pendant toute sa vie de l'embonpoint à un tel degré, qu'une dame de Clifton avait coutume de l'appeler un lit de plume ambulant. Le docteur Malcolm Flemyng place une grande importance dans le défaut d'évaporation de la part de la graisse, ou de la substance huileuse par les émanations du corps. A toutes ces causes, nous ajouterons celles de la cessation du flux périodique, un sommeil prolongé, et une vie sédentaire. C'est ainsi que nous voyons des personnes, qui, long-temps déte-nues dans leur chambre par un accident quelconque, et laissant languir les organes de la digestion , deviennent ordinairement grasses. C'est là une observation que j'ai eu tout récemment occasion de faire sur un jeune homme excessivement sobre, qui s'é-tait rompu le tendon d'Achille. Dans l'espace de trois mois, il avait tellement grossi sur les côtés, que son habit qui, avant l'accident, lui était très-ample, était loin de pouvoir se boutonner; il s'en fallait de neuf à dix pou-ces.

Présumant que ce qui a été dit sur la cause et la nature de la maladie est suffi-sant , je vais parler tout de suite des dif-férens remèdes qui, à différens temps, ont été préconisés comme spécifiques.

TRAITEMENT DE CÆLIUS AURÉLIANUS.

Cælius Aurélianus, à qui nous devons beaucoup à cause du soin qu'il a mis à réunir les opinions des auteurs qui l'ont précédé, divise le mode de traitement en deux parties. La première consiste à prendre des alimens renfermant peu de particules nutritives; la seconde, à observer quelques règles d'exercice. Il conseille de monter à cheval, de faire des voyages sur mer, de lire à haute voix, et de donner des secousses aux membres par des courses rapides; il recommande de se jeter du sable sur le corps et de se frictionner ensuite avec une serviette de grosse toile préalablement mouillée, de déterminer la transpiration à l'aide de bains chauds, ou bains de vapeurs, et de faire usage de temps à autre de bains froids pour fortifier le corps et lui

donner de la vigueur; il recommande encore de se mettre dans du sable chaud, dans
lequel on aura mis des eaux médicinales,
après avoir pris un bain de vapeur, pendant
lequel on sera saupoudré de sel, ou de
faire des frictions avec du sel de nitre pul-
vérisé. Le malade doit boire peu et faire
usage de vins acides mêlés aux liqueurs. Sa
nourriture doit être principalement de pain
bis et de toute espèce de végétal; il prendra
en petite quantité de nourriture animale,
qui devra être rôtie et sans graisse; il donne
l'avis de ne pas dormir beaucoup et défend
expressément le sommeil après les repas. Il
condamne la pratique des saignées, et rejette surtout les vomitifs après le repas, si
recommandés par ses prédécesseurs.

TRAITEMENT DE BORELLI.

Borelli donne l'avis de mastiquer du ta-
bac; Etmuller rejette cette pratique, pensant

qu'elle peut amener la phthisie. Etmuller assure qu'il n'y a pas de remède plus efficace que le vinaigre scillitique. Cooke, dans son Marrou (livre) de chirurgie, dit avoir reconnu que l'eau de fenouil est efficace.

TRAITEMENT PAR LES ACIDES.

Peu de choses n'ont pas été plus généralement administrées, dans le traitement de l'embonpoint, que les acides de différentes espèces. Les propriétés amaigrissantes des liqueurs acides, particulièrement du vinaigre, sont bien constatées. On rapporte que le fameux général espagnol Chiapin Vitellis, renommé dans le temps où il vivait par son énorme corpulence, réduisit ses proportions, seulement en buvant du vinaigre, à tel point, qu'il pouvait mettre sa peau en double autour de son corps. Il est à remarquer que dans les pays où l'on fait usage de cidre pour boisson ordinaire, les habitans sont plus maigres que dans ceux, où la bière est la boisson habituelle.

TRAITEMENT PAR LE Dr FLEMYNG.

Le savon est fortement recommandé par le docteur Flemyng, à cause de ses propriétés diurétiques. Après quelques observations sur la quantité de la nourriture, insistant sur la nécessité d'un régime, il passe en revue sa méthode qu'il regarde comme très-efficace pour l'évacuation de l'huile animale, méthode qui, dit-il, consiste dans l'emploi des diurétiques et qu'on peut mettre en usage sans le moindre accident. Dans ce but, il recommande le savon qu'il considère comme un spécifique. Les purgatifs, à son avis, sont dangereux pour le corps qu'on peut purger lentement par la perspiration. Mais, lorsqu'il n'y a pas d'obstruc-

tion morbide, les diurétiques doux, particulièrement le savon, opèrent la guérison,
à ce qu'il pense, sans inconvénient et sans
danger pour la santé.

Guérison obtenue par ce traitement.

C'est au même auteur que nous sommes
redevables du cas suivant : « Un digne mé-
» decin de ma connaissance, homme plein
» de jugement et d'expérience, avait dès
» son jeune âge mené une vie active, faisant
» beaucoup d'exercice tantôt à pied tantôt à
» cheval, et, pendant plusieurs années,
» semblait avoir un peu de tendance à l'em-
» bonpoint. Comme il avait diminué ses
» occupations journalières, insensiblement
» la graisse envahit ses organes et continua
» à croître à tel point que, l'ayant rencontré,
» il y a environ six ans, je le trouvai telle-
» ment incommodé par l'embonpoint que,

» de toutes les personnes qui ont atteint
» le moyen âge de la vie, je n'en ai connu
» aucune plus malheureuse sous ce rap-
» port. »

Il était obligé d'aller de maison en maison dans la ville où il exerçait, étant tout-
à-fait incapable de parcourir cent toises de
terrain ; et il était léthargique à peu près
au même degré. Sous les autres rapports, il
paraissait entièrement exempt de maladie
sérieuse, si l'on excepte la goutte, dont il
avait éprouvé quelques attaques, sans toutefois être violentes.

Je lui recommandai fortement l'usage
du savon pris à l'intérieur dans le but de
diminuer l'obésité, comme étant un remède
innocent et efficace dans le cas où il se trouvait. Je lui recommandai en même temps
d'en faire usage aussi long-temps que possible. J'appuyai mon avis des raisons déjà
données ; il était trop bon juge pour ne pas

en apprécier la valeur. En conséquence, il commença son traitement au mois de juillet 1754, époque à laquelle il pesait deux cent quatre-vingt-onze livres, gros poids. Ce fardeau était difficile à supporter pour lui, dont la taille était un peu au dessus de la moyenne et dont la charpente osseuse était petite. Toutes les nuits, au moment d'aller se coucher, il prit une demi-once de savon de *Castille*, qu'il buvait en dissolution dans un quart de pinte d'eau douce. En deux ou trois mois de temps environ, il commença à se trouver plus libre dans ses mouvemens; il sentit croître l'activité, ce qui le détermina à continuer; il le fit avec tant de succès, qu'au mois d'août 1756 (comme j'en suis informé par une lettre qu'il m'écrivit à cette époque et que j'ai maintenant sous les yeux), son embonpoint était diminué de vingt-huit livres, et qu'il pouvait marcher avec plaisir un quart de lieue.

Il continua de faire usage du savon tout le temps qui s'écoula entre le mois de juin 1754 et le mois d'août 1756, avec quelques petites interruptions quant à la manière et la quantité déjà mentionnées. Ce traitement opéra d'une manière remarquable sans jamais produire le moindre dérangement dans la santé : et maintenant que j'envoie ces pages à l'impression, je tiens de science certaine qu'il jouit d'une bonne et vigoureuse santé.

Histoire venant à l'appui de ce traitement.

Comme cette médication, qui certainement présente plus de sécurité que les acides, peut paraître dégoûtante à quelques personnes, je donnerai à l'appui la manière de voir d'un philosophe, membre du parlement, dans laquelle il n'a pu se faire illusion, étant tout à la fois docteur, pharmacien, et atteint de l'affection qui nous occupe.

William Hay, à la fin de son Essai sur la difformité, en donnant quelques détails sur le cas d'embonpoint, s'exprime ainsi : « J'a-
» vais pris, dit-il, le traitement de M. Ste-
» ven sous forme solide à la dose de trois
» onces par jour, lorsque je l'abandonnai,
» pour prendre la même quantité de savon.
» Depuis environ un an, j'ai réduit cette
» dose à celle de deux onces ; et, dernière-
» ment, je l'ai réduite encore à une once
» que je prends avec environ une pinte d'eau
» de chaux mêlée avec du lait. J'ai suivi ce
» traitement sans interruption, si ce n'est
» pendant quelques jours, que je discon-
» tinuai à dessein, pour observer quelles
» seraient les conséquences de cette inter-
» ruption. Je n'ai rien changé, ajoute-t-il,
» à mon régime ordinaire, à cause de mon
» traitement, pas même à l'heure de mes
» repas qui n'a jamais été bien régulière.

» A cette époque , je prenais une once de
» savon, tantôt avant, tantôt pendant, tantôt
» après mes repas ; et quelquefois mon re-
» pas a consisté en cette dose de savon à
» laquelle j'ajoutai seulement un verre de
» liqueur faible, et un peu de pain que je
» prenais toujours. En général, je prenais
» les trois onces à des intervalles convena-
» bles ; mais il m'arrivait quelquefois de
» les prendre à des distances très-rappro-
» chées. Ce traitement m'a toujours con-
» venu. Jamais je ne l'ai senti rester sur mon
» estomac, jamais il ne m'a incommodé en
» aucune manière. »

Il y a quelques années, une connaissance
à moi fut priée, par un monsieur de la province , de lui acheter vingt-cinq livres de
savon, qu'il avait intention de prendre dans
un cas semblable.

TRAITEMENT PAR L'AUTEUR DE LA ZOONOMIE.

Cet auteur pense qu'on obtient des effets plus rapides en mangeant beaucoup de sel qu'en prenant du savon. Le sel, dit-il, augmente la perspiration, produit la soif par laquelle, si la personne en traitement peut la supporter, la graisse est fortement absorbée et diminue comme dans la fièvre. Il donne l'avis de supprimer entièrement un repas comme le souper, de boire le moins possible de liquides, n'importe lesquels, si ce n'est des eaux alkalines qu'on a laissées exposées à l'air, et qu'il recommande dans le but de rendre la graisse plus fluide.

OPINIONS SUR CE TRAITEMENT, PAR LE Dr CULLEN.

Son traitement.

Le docteur Cullen pense que, dans l'un

ou l'autre cas , en rendant le sang acrimo-
nieux par des sels ou des acides (ce qu'il
suppose avoir lieu par l'effet du savon et du
vinaigre), les résultats peuvent être pires
que l'état d'obésité qu'on avait intention
de détruire. Il pense que personne ne de-
vrait courir ces chances, tandis qu'on peut
avoir recours à d'autres moyens, qui présentent plus de sécurité et de certitude; c'est-
à-dire l'abstinence et l'exercice. « La diète,
ajoute-t-il, doit être mise en usage, ou plutôt, et ce qui est faisable, le régime doit être
tel qu'on ne prenne que des alimens peu
nourissans, ce qui aura lieu très-probable-
ment, en ne se permettant que des substances végétales, ou, tout au plus, du lait. »
En se soumettant à ce régime, on se sentirait
beaucoup plus de disposition à faire de l'exercice : or l'exercice, quoique incompatible
avec l'obésité, est néanmoins le seul moyen
qui puisse être bien efficace.

TRAITEMENT PAR LE Dʳ BROWN.

La théorie du célèbre Brown le porta naturellement à préférer et à recommander le libre usage de la nourriture animale : mais il s'accorde avec le docteur Cullen sur les points principaux, à savoir que, comme la nourriture animale a des effets nuisibles, dans ce cas on en réduira la quantité, et on fera plus d'exercice. Ces moyens, observe-t-il, sont suffisans pour guérir l'embonpoint.

TRAITEMENT PAR LE Dʳ FOTHERGILL.

Le docteur Fothergill, à qui nous sommes redevables de quelques cas curieux d'obésité, a la même manière de voir. « Un sévère » régime végétal, dit-il, fait disparaître l'exu- » bérance de la graisse avec plus de cer- » titude que tout autre moyen à ma con-

2.

» naissance. Peut-être serait-ce ici le cas de
» permettre l'usage modéré du vin, non de
» celui qui est généreux , à moins qu'on
» ne l'affaiblisse en proportion de sa force. »
Tous les moyens d'augmenter les sécrétions
sont évidemment indiqués comme néces-
saires; si à ces moyens nous joignons quelques doses de préparations chalybées , ou
d'autres substances médicinales analogues,
et la privation de nourriture animale , autant que peuvent le permettre la santé, la position et le genre de vie du malade ; peut-
être rendrons-nous raisonnables les moyens
que nous avons à notre disposition, jusqu'à
ce que de nouvelles découvertes nous fas-
sent mieux connaître les causes réelles
de ce singulier mode d'existence.

TRAITEMENT DU Dr BEDDOES.

Nous avons déjà mentionné l'opinion du
docteur Beddoes sur la nature et la cause

de l'embonpoint. Son traitement consiste à éloigner ces causes en introduisant une grande quantité d'oxygène ; sans toutefois négliger les effets mécaniques de l'exercice qui produisent l'absorption. « Ne peut-il » pas se faire, dit le docteur, qu'en in-» troduisant une plus grande quantité » d'oxygène dans l'économie, et qui pé-» nétrerait plus sur tous les points, on » n'arrête la formation d'une substance » qui contient peu d'oxygène, pendant que » la graisse est absorbée avec les autres » fluides et liquides. » A cet effet on a conseillé la salivation et la décoction de gaïac pour déterminer la transpiration. Dans le cas où il y a relâchement des parois du ventre, on a recommandé une ceinture qu'on serrera ou qu'on relâchera à volonté.

Voilà, je pense, les principaux traitemens qui ont été émis pour combattre cette maladie : et quiconque s'attend à des effets curatifs en faisant usage de l'un d'eux, pourra se trouver grandement désappointé. Comment une boîte magique de pilules, un sirop ou une extrait végétal, pourraient-ils guérir entièrement les maux produits par les années et le luxe [1]?

OBSERVATION PAR UN CÉLÈBRE MÉDECIN.

Un médecin plein d'expérience a fait l'observation que, dans des maladies héréditaires, on obtiendra plus de résultats de la diète que de la médecine, et que le tempérament d'une personne peut être changé par un choix convenable d'alimens.

La vérité de cette opinion ne sera point,

---

[1] Cette phrase est en vers, nous l'avons traduite en prose dans la crainte de mettre en défaut notre talent poétique.   (*Note du trad.*)

je le présume, révoquée en doute ; et il con-
viendra d'en faire l'application dans le cas
qui nous occupe. Mais malheureusement,
la persévérance nécessaire pour rendre ce
traitement efficace, fait naître un des plus
grands obstacles que puissent trouver les
personnes obèses, dont les habitudes se rat-
tachent fortement à l'oisiveté du corps,
l'indécision de l'esprit et qui par conséquent sont peu portées à suivre un traitement.

On a fait essai du savon ; mais les résultats n'ont pas répondu à l'attente que s'en
était faite le docteur Flemyng.

Les propriétés amaigrissantes du vinaigre sont bien connues. Mais les expériences
des chimistes modernes, particulièrement
celles de M. Pilger sont très-décisives quant
à ses effets fortement délétères sur les organes de la digestion, lorsqu'on en prend
en suffisante quantité pour diminuer l'em-

bonpoint. Haller dans ses Observations pathologiques mentionne le cas d'un monsieur dans les termes suivans : « Il avait de
» l'embonpoint, il était architecte de pro-
» fession, ce qui l'obligeait à faire beau-
» coup d'exercice, le poids de son ventre
» l'incommodait beaucoup. On lui avait
» donné l'avis de faire usage des acides,
» tels que le vinaigre, peut-être même de
» quelque acide minéral ou autre; et,
» après avoir rigoureusement observé cette
» prescription pendant environ deux mois,
» il trouva à la vérité une diminution
» sensible de son embonpoint : mais le
» remède ne se borna pas là ; car la per-
» sonne tomba en consomption, et au lieu
» de l'embonpoint qui était un simple
» inconvénient, elle éprouva un fatal ma-
» rasme. Elle prit la nourriture en dé-
» goût, et vomissait tout ce qu'elle man-
» geait et buvait. »

Aucun des médicamens qu'on a proposés ne présentera de meilleure perspective de succès. Comme moyens auxiliaires, ils peuvent être utiles à l'occasion; mais le moyen, le seul certain, celui le plus immanquable dans ses effets, est de se soumettre à une abstinence rigide, d'observer strictement et constamment la diète et de faire de l'exercice. J'ai pour garans de mon sentiment les médecins les plus fameux, tant anciens que modernes.

MANIÈRE DE VOIR DES ANCIENS RELATIVEMENT A CES MOYENS.

Les anciens ne donnaient pas moins d'attention à ces moyens de guérison. On dit qu'Hérodicus fut le premier qui employa les exercices et le régime du gymnase pour éloigner cette maladie et maintenir la santé. Celse nous renvoie à Asclépiade comme le médecin, qui mit les frictions en usage chez les Romains, et il fait remarquer en même temps qu'il n'a fait que faire revivre, avec quelques perfectionnemens, les préceptes d'Hippocrate, qui avait dit qu'en faisant des frictions violentes, on rendait le corps plus vigoureux, en les faisant douces, on le rendait plus délicat, et en les répétant souvent, on pouvait le rendre maigre et exténué; que si enfin on les faisait modérées, on pouvait rendre la peau plus douce. On peut conclure de là, ajoute Celse, que si cette médication est employée avec discernement, elle peut s'appliquer avantageusement dans toutes les conditions où se trouve le corps. C'est sans doute là un moyen trop négligé par les modernes dans les climats froids.

M. Grosvenor en a retiré un grand avantage dans quelques maladies locales opiniâtres.

De quelle manière on procédait dans ce traitement.

Tout traitement était commencé en se soumettant rigoureusement à la *diatrition,* c'est-à-dire à une entière abstinence pendant trois jours, qu'on reprenait dans les cas opiniâtres, deux et trois fois après des intervalles seulement suffisans, pour permettre de la nourriture autant qu'il en fallait pour empêcher le malade de mourir de faim ou de soif [1].

---

[1] Nous sommes presque en droit de supposer que nos derniers législateurs ont pris avis des anciens docteurs. Par un statut d'Édouard Ier, les félons envoyés pour souffrir une prison *forte* et *dure,* étaient soumis à la diète, ce qui voulait dire ironiquement la mauvaise nourriture allouée au patient, qui consistait, pour le premier jour, en une once d'un pain très-grossier ; pour le second en trois bouchées d'eau du bourbier le plus proche : c'était

Cette pratique, autrefois à la mode, aurait été un excellent mode de traitement pour quelques unes de nos nouvelles maladies, et à la vérité quelques philosophes modernes semblent le penser ainsi.

Le savant Ritson pensait, il y a dix ans, que c'était un devoir de morale de s'abstenir de nourriture animale ; et tout récemment encore, il a paru une exhortation bien raisonnée, pour revenir à la nature, c'est-à-dire à un régime végétal, par un monsieur dont toute la famille vit des mets mentionnés ci-après. « Notre déjeuner, observe-t-» il, se compose de fruits secs, tels que

---

là alternativement la diète jusqu'à ce que la mort vînt y mettre un terme. Ce regard, jeté sur le passé aurait pu nous fournir des documents importans, si quelques registres avaient pu nous informer combien de temps la vie pouvait se soutenir par de tels moyens.

» raisins, figues, prunes, avec des rôties
» de pain ou de biscuit et du thé léger,
» fait avec de l'eau distillée dans laquelle
» nous mettons quelque peu de lait. Lorsque
» nous mettons du beurre sur les rôties,
» c'est en très-petite quantité. Le dîner
» consiste en pommes de terre, avec quel-
» qu'autre légume de la saison, en maca-
» roni, une tourte, ou un pouding avec
» le moins d'œufs possible; à ces choses on
» ajoute de temps à autre un dessert. Les
» ognons, particulièrement ceux de Portu-
» gal, peuvent être mis à l'étuvée avec des
» noix confites ou quelqu'autre ingrédient
» végétal, et pour cela on n'aura pas besoin
» du secours d'un cuisinier, ainsi que pour
» faire une excellente sauce aux autres vé-
» gétaux. Avec ce régime rafraîchissant,
» nous éprouvons à peine le besoin de boire,
» et lorsque la soif se fait sentir, nous l'étan-
» chons avec de l'eau distillée, ayant dans

» ce but un alambic au fond de la cui-
» sine. »

BOISSON.

Pour ce qui concerne la boisson, nous ne devons pas être moins attentionnés. Les personnes grasses boivent ordinairement avec excès ; et toute tentative qu'on ferait auprès d'elles pour les déterminer à être modérées là-dessus, serait inutile.

Newmarquet offre des preuves nombreuses des effets qu'on peut obtenir par l'exercice. Les jokeys perdent bien souvent, en une semaine, le poids de quatorze livres à vingt livres, et nous savons, d'après la réponse d'une personne très-entendue dans ce qui concerne les courses, qu'en cela, on ne saurait trop recommander un procédé semblable, pour que les personnes, n'importe de quel sexe, se débarrassent de l'embonpoint. Il ne craindrait pas de recommander, dit-il, cette méthode aux personnes de l'un ou de l'autre sexe, puisque l'expérience lui a démontré que la santé n'en semble nullement atteinte [1].

Hérodicus, dans les temps anciens, ordonna à un de ses malades, d'aller d'Athènes à Mégare, villes séparées l'une de l'autre, par la distance de vingt milles, lui recommandant fortement de revenir sur ses pas aussitôt qu'il aurait touché aux murs de la seconde ville.

OBSTACLES QUI EMPÊCHENT DE SE FAIRE TRAITER.

Bien des personnes voudraient se soumettre à une médication violente pour qu'il en résultât immédiatement de bons effets ; mais si la maladie ne disparaît promptement, ils désespèrent de réussir dans le

---

[1] *Voyez* Code de la santé, par M. John Sinclair.

traitement , et regardent l'affection comme invariablement liée à leur tempérament; ils reviennent donc sur leurs pas et reprennent leurs premières habitudes. Cette manière de voir n'est souvent que trop soutenue par les avis intempestifs d'amis , qui , ainsi, deviennent sans le penser, complices de la mort de personnes qu'ils estiment et à qui ils portent de l'intérêt.

CAS DE GUÉRISON.

Le cas de M. Wood (le meûnier de Billéricay), produit par sir Georges Baker, dans les Transactions médicales de la société royale des médecins , vient si bien à l'appui de ce que nous avançons , que nous ne pouvons nous dispenser d'en donner ici les détails.

M. Wood était arrivé à sa quarante-quatrième année, sans que son affection fût suffisamment sérieuse pour attirer l'attention, lorsque la vie de Cornaro lui suggéra l'heureuse idée de se soumettre au régime qu'il suivit par la suite, et par le moyen duquel, ce sont ses propres paroles, « il avait été mé-»tamorphosé de monstre qu'il était, en une »personne ayant des dimensions modérées, »de la condition d'un homme valétudinaire, » vieux et décrépit, en un jeune homme »plein de santé, de vigueur et d'activité. »

Il commença par faire usage d'une nourriture animale qu'il prenait avec modération. Il s'abstenait de toute espèce de bière, et, par degrés, il parvint à pouvoir se passer de toute espèce de liqueur, excepté de celle qu'il prenait à titre de médecine, et en dernier lieu, tout son régime consistait dans un pouding fait avec du biscuit de mer. Par ce moyen il diminua à ce qu'il paraît de cent soixante à cent soixante-dix livres [1].

---

[1] L'idée d'un spécifique flatte toujours un ma-

Les effets salutaires de la diète végétale et d'une abstinence rigide, sont en outre appuyés par le docteur Fothergill, sous la direction de qui, un cas d'obésité, chez une personne âgée de trente ans, a été entièrement guéri, et le cas d'une autre personne, qui d'abord fut très-soulagée, mais qui dans la suite mourut d'une manière fatale, en voulant suivre le conseil d'amis, qui l'avaient détournée de suivre son régime. Comme ces

lade, parce qu'elle entretient une confiance implicite dans un simple procédé de médecine ; elle tend à paralyser la confiance dans les effets lents et désagréables de la diète et du régime. Un monsieur qui aimait à bien vivre, ayant trouvé qu'il mettait de l'embonpoint plus qu'il ne convenait, et ayant entendu parler des effets salutaires que M. Wood avait obtenus par son régime, ordonna à son cuisinier de lui préparer le pouding du meûnier, qu'il mangeait régulièrement tous les jours après son dîner ordinaire.

deux cas sont relatés dans un ouvrage de médecine (Observations et recherches médicales), et qu'il peut bien , vu qu'il est court , ne pas tomber entre les mains de mes lecteurs , je prendrai la liberté de les citer ici.

Un marchand de province , âgé d'environ trente ans , d'une taille petite , d'un tempérament sanguin , et ayant beaucoup d'embonpoint , vint me trouver pour réclamer mes soins. Il se plaignait d'un assoupissement et d'une indolence continuels : sa mine était presque livide , et l'envie de dormir était chez lui portée à un degré si prononcé, qu'il avait de la peine à y résister , tout en me décrivant sa situation. Il se portait bien sous tous les autres rapports.

Je lui donnai aussi l'avis de laisser la nourriture animale ponr ne faire usage que de végétaux, et de tous les mets où ils entraient en préparation. Je lui permis un verre de vin

ou un peu de bière à l'occasion , et lui recommandai de boire de l'eau pour sa boisson ordinaire. Il suivit ce régime avec beaucoup de scrupule , perdit son excès d'embonpoint , devint actif , comme on l'est ordinairement , et cela dans l'espace de six
mois. Je lui recommandai de persévérer encore quelques mois de plus , et de se permettre alors un peu de nourriture animale
une ou deux fois par semaine , et de reprendre insensiblement son usage ordinaire de
vivre. Les choses se passèrent ainsi , et les
résultats furent très-heureux.

Une demoiselle , âgée d'environ vingt-
trois ans, d'une petite taille , et ayant beaucoup d'embonpoint , vint encore réclamer
mes soins , accusant une grande difficulté
de respiration , de l'assoupissement , et de
l'inaptitude pour un exercice quelconque.
C'était une grande affaire pour elle d'être

obligée de monter l'escalier, et vers la fin, de traverser son appartement.

Il me sembla que l'obésité était la principale maladie chez cette personne, et à la vérité, elle n'avait pas d'autre maladie, du moins à en juger d'après les apparences et la position où elle était.

Je lui prescrivis de ne faire usage que de nourriture végétale, et de boire des eaux de Scarborough en été. Elle suivit cette direction, devint plus agile, moins portée au sommeil, ayant plus d'aptitude pour l'exercice; et montait l'escalier de Spa à Scarborough, chose assez difficile, même pour des personnes beaucoup moins lourdes qu'elle. J'insistai sur la continuation du même régime; mais elle en fut dissuadée par ses amis et mourut d'embonpoint à l'âge de vingt-sept ans.

Ces cas démontrent d'une manière bien évidente l'efficacité du régime végétal, et en même temps prouvent la nécessité de régler la quantité de nourriture. Cependant le sentiment de quelques écrivains a été, que la cause principale de la graisse était une huile légèrement nutritive fournie principalement par les végétaux; et Lorry regarde l'usage d'une nourriture végétale, succulente et prise en quantité, comme une cause infaillible d'obésité. Les nègres, dans les Indes occidentales, deviennent toujours gras à la saison des sucres.

Le cas suivant, qui est venu à ma connaissance, semble prouver avec quelle rapidité les particules sucrées des végétaux, contribuent à augmenter fortement les dimensions d'une personne.

NUANCES D'EMBONPOINT VARIÉES SELON LE RÉGIME DE VIE.

Il y a quelques années, un homme âgé d'environ quarante ans se loua comme homme de peine dans une brasserie des plus considérables de la Cité. A cette époque il était un homme dans les proportions ordinaires, fort actif et n'ayant pas plus d'embonpoint que n'en a ordinairement un homme de taille moyenne et d'une santé parfaite. Sa principale occupation était de faire transporter la nouvelle bière, et à l'occasion de se tenir sur pied pendant la nuit pour surveiller la bière en fermentation, emploi qui, dans l'un et l'autre cas, demande de l'activité et de la fatigue. Pendant ce temps, il avait occasion de goûter la liqueur, ce dont il ne manquait pas de profiter selon toute apparence; en outre, il pouvait user à discrétion de la bière nouvelle. Menant ainsi une vie oisive, il commença à augmenter en grosseur, et continua à augmenter, jusqu'à ce que, dans un espace de temps assez court, il parvint à des dimensions disproportionnées, au point de devenir presque incapable de mouvement : et il était devenu trop gros pour pouvoir passer par l'escalier de la brasserie; si par accident il tombait, il lui était impossible de se relever sans secours. Les tégumens de sa figure descendaient jusqu'à ses épaules et sa poitrine. La graisse n'était pas localisée seulement à certaines parties, mais elle avait envahi tout le corps, les bras, les jambes; et leur avait donné une apparence telle, que quiconque le voyait, s'arrêtait pour le considérer avec attention.

Il abandonna ce service, pour aller en province, étant à charge à lui-même, et devenu entièrement incapable de remplir son emploi. Environ deux ans après, il alla voir ses premiers maîtres dans un état bien différent de celui dont nous venons de parler; ayant perdu la moitié de sa grosseur et pesant environ cent quarante livres. Il donna pour raison de ce changement, qu'aussitôt qu'il eut quitté la brasserie, il alla dans le comté de Bedford, où, ayant bientôt dépensé tout l'argent qu'il avait gagné, et étant incapable de travailler, il tomba dans un tel état de pauvreté, qu'il se trouvait souvent manquant du nécessaire pour soutenir son existence. Il passait les jours entiers sans prendre de nourriture, buvait très-peu et le plus souvent c'était de l'eau. Par ce genre de vie, il commença à diminuer en grosseur de manière à devenir capable de marcher avec assez de facilité. Alors il prit des engagemens avec un fermier chez qui il resta un temps assez long; et, dans cette condition, il était en état de faire des travaux pénibles, étant souvent dans les champs, occupé toute la journée ou à labourer, ou à d'autres travaux agricoles, n'ayant pour toute nourriture, qu'un peu de pain et de fromage.

Telle est l'histoire des moyens qu'il employa pour opérer en lui ce changement extraordinaire : il ajouta que jamais sa santé n'avait été aussi bonne qu'elle était alors.

Cette histoire montre que l'obésité peut être contractée simplement par une nourriture végétale prise à l'excès, et sous l'influence de certaines circonstances : et en ce cas on voit un contraste remarquable dans la personne d'un prisonnier de guerre qui était extrêmement maigre, quoiqu'en général, il consommât par jour la quantité suivante de nourriture :

Vache crue	4 livres	
Bœuf cru [1]	10 livres	total : 16.
Chandelles	2 livres	

Voir la lettre de Johnson au docteur

---

[1] Ceci est un cas tout particulier de maladie qu'on appelle *Boulimie*. Voyez ce mot dans le Dictionnaire de médecine.   (*Note du trad.*)

Blane, dans le journal Physico-médical, *V. III, p.* 211. Cependant, nous devons le dire, cette particularité de tempérament ne doit pas, ainsi que celle que nous venons de citer, être considérée comme règle invariable pour en déduire des conclusions générales. Si nous en croyons Pline, Milon de Crotone mangeait par jour cinquante livres de viande.

MANIÈRES DIFFÉRENTES

D'ENVISAGER L'EMBONPOINT CHEZ CERTAINS PEUPLES

Les maladies chroniques sont tellement graduées dans leur invasion, que rarement elles deviennent le sujet de l'attention des personnes, si ce n'est lorsqu'elles sont bien avancées. Cette règle est particulière à l'obésité. Bien des personnes se félicitent des apparences d'une santé prospère, et ne pensent point aux remèdes, parce qu'ils ne se croient pas malades.

3.

Chez les dames, l'embonpoint jusqu'à un certain degré est généralement agréable; témoin la Vénus de Médicis; mais cet état peut devenir dégoûtant, lorsqu'il est porté à des proportions excessives, et que certains peuples regardent comme une chose de luxe.

Les habitans de Tunis ont la coutume assez curieuse de donner de l'embonpoint aux jeunes personnes, lorsqu'ils veulent les marier. Une jeune personne, lorsqu'elle est fiancée, est renfermée dans une petite chambre. La nourriture employée à cet usage digne de ces barbares, est une graine appelée *brough*, qui a une propriété extra-ordinaire de donner de l'embonpoint : et M. Mungo Park, dit des mères africaines, qu'en empâtant ainsi leurs jeunes filles, elles ne peuvent les rendre agréables qu'aux princes qui habitent le grand désert.

D'après le rapport donné par M. Lambert,

il paraît qu'à l'âge de vingt-trois ans, il pesait trois cent huit livres. Il est rapporté qu'à cette époque, il allait de Woolwich à la capitale, étant bien moins fatigué que la plupart des personnes qui l'accompagnaient, et qui étaient moitié moins grosses que lui. D'après cela, il est évident qu'il était un homme extrêmement actif : et il continua toujours de l'être, lorsque même sa maladie avait fait de grands progrès : et je pense qu'on peut raisonnablement conclure, que sa carrière n'aurait pas été sitôt terminée, si, encouragé par le succès, dans le cas que nous venons de citer, il avait eu assez d'empire sur lui-même pour combattre le mal, et s'opposer à lui avec opiniâtreté et persévérance.

On peut faire la même application à M. Bright et à beaucoup d'autres, qui dans leur jeunesse jouissaient de la plus brillante santé.

Le docteur Cheyne, qui pesait quatre cent quarante-huit livres, se fit maigrir d'un tiers, et dans la suite vécut en bonne santé jusqu'à l'âge de soixante - douze ans.

M. Armitage, personne qui vivait au voisinage de Fulham, était un exemple remarquable des changemens successifs produits par différens modes de vivre. Lorsque sa grosseur était parvenue à des dimensions énormes et démesurées, il formait après bien des souffrances, la résolution de se guérir de sa maladie par la diète, moyen qui lui réussissait toujours ; et, dans son état, où les mouvemens étaient difficiles et pénibles, il faisait beaucoup d'exercice, et par cette manière de vivre, qui dura quelques semaines, il devint bientôt capable d'aller à Londres et d'en revenir.

Tout récemment, M. Timothy Curtis,

diminua de plusieurs [1] quinzaines de livres par les soins et sous la direction d'un méde-cin distingué de la Cité.

Un monsieur qui revint, il y a deux ans, des Indes dans un état tel d'embonpoint, qu'il avait eu la plus grande difficulté à mon-ter l'escalier, se trouve maintenant, par ces moyens, en état de se donner un exercice très-actif, et cela sans gêne. Cependant il a ajouté à une diète très-régulière l'usage de la digitale, dont il retire de grands avan-tages, et qu'il prend sous la direction d'un de ses amis qui est médecin.

Dans un cas semblable, la digitale a été prise par une personne de ma connaissance,

---

[1] Dans l'anglais il y a many stones, littéralement plusieurs pierres. Le stone pèse 14 livres. En tra-duisant, diminua de plusieurs livres, on n'aurait pas rendu le sens de l'auteur qui donne l'idée d'un poids considérable. (*Note du trad.*)

qui était plus jeune que la personne dont il vient d'être question, et qui, en moins de huit mois, perdit aisément par la tempérance et l'exercice, plus de quatre-vingt-quatre livres. Ces cas de succès auraient-ils eu également lieu sans la digitale? c'est une question au moins douteuse.

Dans ma vie privée, j'ai connu bien des personnes qui sont des preuves vivantes des bons effets obtenus par des modifications bien suivies et bien dirigées dans la manière de vivre. Ce traitement peut être suivi avec la plus grande sécurité, est compatible avec l'état d'une bonne santé et le terme ordinaire de la vie. Nous en avons plusieurs exemples bien connus du public.

Le docteur Benjamin Franklin, dans les relations de sa vie privée, rapporte une anecdote dans laquelle on voit de quelle manière il persuadait à son maître Keimar de se soumettre au régime végétal, et auquel il s'as-

treignit pendant trois mois. « Une femme,
» dans le voisinage, dit-il, achetait, prépa-
» rait, et nous apportait nos vivres. Je lui
» donnai une liste de plus de dix plats
» qu'elle devait nous préparer à différens
» temps, et dans la composition desquels
» il n'entrait ni viande ni poisson. Ce mode
» de vie bizarre m'était très-agréable à cette
» époque, parce que nous dépensions très-
» peu, puisque les dépenses de notre mé-
» nagère ne se portaient qu'à trente-deux
» sous par semaine.

» J'ai plusieurs fois, dit le docteur, fait
» ce carême, de la même manière et presque
» avec autant de rigueur, et le plus sou-
» vent, je lui ai substitué rapidement un
» régime ordinaire, sans éprouver la moindre
» incommodité. Cette circonstance m'a fait
» considérer comme bien peu important l'a-
» vis, généralement donné, de s'accoutumer
» par degrés à changer de régime. » Néan-

moins il est à remarquer que Franklin avait une force de constitution qu'on rencontre rarement.

Parmi bien d'autres exemples, nous pourrions citer encore celui du galant et accompli lord Heatfield, qui fut peut-être l'homme le plus sobre de son siècle. Il ne dormait pas plus de quatre heures de temps, et nous savons par son biographe, qu'il s'endurcit tellement à la fatigue, que les choses, qui sont pour les autres hommes difficiles et pénibles, étaient pour lui un exercice de tous les jours, et le mettaient en bonne humeur.

Le philanthrope Howard, selon ce que nous en a dit le docteur Aïken, se priva absolument de nourriture animale ainsi que de toute boisson fermentée ; et pour son ordinaire, l'eau et les végétaux les plus simples lui suffisaient.

Le célèbre John Wesley, au milieu de sa

vie, cessa de faire usage de viande, vécut seulement de végétaux, et parvint à l'âge de quatre-vingt-huit ans.

Après un accident qui mit en danger les jours du dernier duc de Portland, celui-ci s'assujétit de bonne heure à se priver sur la nourriture; ce qu'il continua de faire jusqu'à sa mort. Par sa scrupuleuse attention à observer ce régime, le tourment cruel de la faim qu'il supporta, dans le principe, pendant trois mois de temps, était considérablement affaibli, et il était devenu capable, dans ses dernières années, de supporter avec une patience sans exemple les douleurs de l'une des plus cruelles maladies qui affligent l'espèce humaine. Je pense qu'il n'est pas nécessaire de s'étendre davantage sur les avantages de la tempérance. Tout mon désir est de montrer, par ces faits rapidement cités, que la diminution et l'absorption de la graisse, lorsqu'elle se trouve en excès dans le corps, peut avoir lieu sans accident; et qu'on a fait cette tentative avec succès.

OBSERVATIONS

ADDITIONNELLES.

L'obésité, comme nous l'avons déjà démontré, ne constitue pas seulement une maladie à part, mais elle est encore une grande tendance à d'autres affections. Hippocrate a dit que les personnes grasses sont plus exposées à mourir subitement que les personnes maigres. Cette maxime est également applicable aux animaux.

Lorsqu'un mouton devient bien gras, le boucher sait fort bien qu'il doit être tué, ou qu'il s'affaiblira bientôt et qu'il périra.

Parmi les graves accidens occasionés par l'obésité et qui n'ont pas été signalés, nous rangerons la susceptibilité à contracter des maladies ; et de plus encore les dangers de la combustion spontanée.

Dans le journal de médecine de M. Leroux, est consigné le cas d'une personne très-grasse, qui fut trouvée tout en feu dans son appartement , où il n'y avait d'autres vestiges de feu , si ce n'est sur le corps. Les voisins entendirent un bruit semblable à celui que produirait la friture, et lorsqu'on eut retiré le corps, on trouva par dessous une espèce de graisse noire qui s'était répandue. Le docteur pense que cette combustion a débuté par les parties internes, et que les tégumens superficiels ont été brûlés en second lieu. Je suis informé que le médecin français a fait dernièrement une étude de notre immortel poète, et M. Leroux n'aura-t-il pas formé cette conjecture d'après Fal-staff, qui, en parlant de lui-même, dit que, fondant et tombant continuellement en dissolution il serait bon à manger comme du beurre [1]. Indépendamment des dangers et des maladies ayant rapport à l'état du corps, l'embonpoint attaque aussi les facultés intellectuelles et affaiblit l'énergie de l'âme.

La *pinguis minerva* des anciens nous montre quelle était leur opinion en cela. Ils pensaient que si la déesse du royaume avait des dispositions à devenir grasse, elle ne manquerait pas de devenir stupide; et le célèbre Burk, dans ses Remarques sur la révolution française, regarde l'embonpoint, l'abrutissement, l'irréligion, l'avarice, comme venant d'une même source. L'embonpoint et la stupidité, dit le lord accompli de Chesterfield, sont regardés comme inséparables,

---

[1] *Voyez* pour plus grands détails sur ces singuliers et terribles accidens le mot combustion spontanée dans le *Dictionnaire de médecine* ou le *Dictionnaire des sciences médicales*. (*Note du trad.*)

et on peut les employer comme termes synonymes.

Il y a des nations chez lesquelles l'embonpoint est encouragé par des principes de goût. A Tunis, on tâche de faire mettre de l'embonpoint aux jeunes personnes qu'on veut marier, usage bien contraire à celui des Romains, à l'époque où on raffinait sur tout et pendant laquelle florissait Térence, qui nous apprend que les mères faisaient mourir de faim leurs filles pour les rendre aussi maigres que des squelettes.

Erasme nous apprend aussi qu'en cela les Gordiens poussaient si loin leur admiration, qu'ils mettaient sur le trône celui d'entre eux, qui était le plus gros et le plus gras.

Nous trouvons dans Bernier que tous les ans l'empereur du Mogol se pèse le jour de sa naissance, et lorsque, depuis la dernière fois qu'il a été pesé, on trouve qu'il a considérablement augmenté, on fait des réjouissances publiques dans toute l'étendue de son royaume.

Les Hottentots aussi sont grands admirateurs des femmes ayant de l'embonpoint. Barrow, dans ses Voyages, donnant un exemple de leur gros derrière, dit : la grande courbure de la colonne vertébrale en dedans et le grand développement du derrière sont les traits caractéristiques de toute la race hottentote. Mais, chez quelques particuliers des peuples Bojesmans, on trouve cette conformation portée à un degré excessif. Sur un sujet, on a trouvé que l'avancement de la partie postérieure du corps était de cinq pouces et demi en suivant une ligne aboutissant à la colonne vertébrale. Cet avancement est formé de graisse, et lorsque la personne marche, elle présente une attitude on ne peut plus ridicule. A chaque pas qu'elle fait, ces parties s'agitent et tremblotent, comme si deux masses de gelée étaient attachées après elle. Nous en avons dernièrement eu un exemple dans la Vénus hottentote dont les prétentions à la beauté étaient aussi fondées que celles de plusieurs autres de sa tribu qui maintenant habitent le cap de Bonne-Espérance.

Notre manière de voir, en fait de goût, est bien différente, par la raison que nous avons en grand nombre parmi nous des personnes ayant toutes les qualités requises pour mériter, chez les Gordiens, les honneurs royaux, et que la maigreur de la personne qui, de nos jours, a conservé le plus long-temps son influence, était passée en proverbe.

Jusqu'ici nous avons considéré, jusqu'à un certain point, l'obésité comme une maladie; nous nous sommes appuyés, en cela, sur l'autorité de Galien, qui s'exprime ainsi, en nous parlant de Nicomaque de Smyrne: *Nicomacho autem Smyrnæo ad tantam mo-*

*lem corpus increvit, ut loco moveri non possit,
sed hunc aiunt ab Æsculapio curatum,*
page 15[1].

Hippocrate fait mention de certains peuples habitant les rives du fleuve du Phase, dont les corps étaient gros au point que les articulations des membres étaient entièrement effacées. L'ancienneté de ces cas confirmerait les doutes qu'ont eus plusieurs personnes qu'il n'y avait point de nouvelles maladies. Probablement les perfectionnemens modernes introduits dans la manière d'engraisser le bétail, et dans l'art culinaire peuvent avoir rendu ces cas plus communs de nos jours.

Tout récemment, le facétieux Boswell a

---

[1] Nicomaque de Smyrne acquit un tel embonpoint, qu'il ne pouvait se mouvoir du lieu où il se trouvait ; mais on rapporte qu'il fut guéri par Esculape.

défini l'homme un animal cuisinier. Cette définition, conforme au vieux proverbe *quot Galli, totidem coqui* [1], concerne principalement nos voisins ; mais, parmi nos concitoyens, il se trouve plusieurs savans docteurs capables de traiter de l'art culinaire, qui regardent la cuisine comme la servante de la médecine, et qui pensent qu'un bon médecin fait aussi un bon cuisinier. Plusieurs mets bons et savoureux furent autrefois inventés par sir Théodore Mayorne ; et, sir John Hill, sous le nom de M. Grass, ne peut avoir dirigé nos casseroles jusqu'à ce jour que pour l'instruction scientifique du fameux Rundal.

---

[1] Calembour de mauvais goût, faux dans son application, puisque, de l'aveu de l'auteur lui-même, pour un obèse en France on en trouverait cent en Angleterre.

Je sais fort bien que l'art de la cuisine est aussi ancien que le roi Cadmus, et que les plus grands héros de l'antiquité montraient en cela beaucoup d'habileté. Patrocle, le compagnon favori d'Achille, était renommé pour apprêter des beef-steak , et pour bien mitonner une olla podrida. Nous lisons qu'un général romain reçut les ambassadeurs des Samnites dans la chambre , où il apprêtait des raves pour son dîner. Une bonne cuisine peut sans doute être quelque chose d'innocent par elle-même, mais si l'estomac et le canal intestinal ont quelque connexion avec la membrane adipeuse , le prétendu M. Grase, et autres docteurs doivent être considérés comme ayant contribué à la propagation de l'obésité dans les temps modernes.

Il n'est plus hors de doute que l'estomac et le canal intestinal ne soient les agens producteurs de cette maladie. Rabelais appelle l'estomac l'*inventeur des arts* (expression délicate, ayant rapport à tout le tube digestif); et, s'il avait vécu parmi les philosophes de nos jours, il l'aurait appelé le manufacturier de la graisse. La sécrétion de la graisse, ainsi que toutes les autres fonctions animales de l'économie sera toujours enveloppée d'obscurité. On a toujours été surpris de la manière que les fluides étaient sécrétés chez le même animal, la bile par un organe, les larmes par un autre, la fibre musculaire par un troisième, la substance osseuse par un quatrième; et la sécrétion de la graisse, ainsi qu'on l'a entendue jusqu'à ce jour, n'a pas été le sujet de moins de surprise. A la fin, on a pénétré ce dernier mystère. Le vice-président de la société royale nous assure que la graisse n'a rien de commun avec les sécrétions, et qu'il a trouvé qu'elle se formait toute dans les intestins, et y restait en dépôt. Cette assertion est prouvée par un grand nombre de faits, dont les lecteurs pourront juger en consultant les *Transactions* de ce savant auteur. Vol. CIII, page 146.

L'auteur des *Pursuits of literature*, remarque que la philosophie est une chose bien agréable, et qu'elle a différens usages ; l'un d'eux (et ce n'est pas le moins important de tous) est de nous égayer, ce qui est un moyen bien connu pour mettre de l'embonpoint. C'est probablement là la raison pour laquelle les hommes les plus savans de l'Europe ont été attentifs à déterminer une action qu'on dit être particulière à l'espèce humaine, et dont les effets ont élevé sous nos yeux, des individus au dessus de leurs semblables. La Société royale de Londres, après avoir négligé, pour quelques années, cette vertu d'égayer qu'a la philosophie, semble tendre maintenant à la faire revivre.

Dans la crainte qu'on ne me soupçonne d'avoir défiguré ce qui a été écrit, ayant rapport à la graisse, et le spécimen qu'on y a joint ; je présenterai une courte analyse de ces écrits ; le spécimen a été analysé par un chimiste aussi recommandable par ses soins que par sa modestie, et de qui il suffira de dire qu'il est le digne successeur de Davy de l'Institut royal.

Sir Everard Home, en examinant le cœcum de différens animaux, a été frappé d'une idée qui a échappé à Hunter, dans ses investigations sur les organes digestifs ; savoir que la graisse est formée dans les gros intestins, où une seconde espèce de sucs alimentaires était retirée de la nourriture. Ensuite il nous dit comment, d'après des faits à lui particuliers, et qui du reste ne diffèrent pas des faits connus vingt ans auparavant, la matière adipo-séreuse peut être formée de la matière animale, placée, d'après ses descriptions, au rang des sécrétions. Il a en sa possession un spécimen de ce fait. L'ambre gris, continue-t-il, ne se trouve que dans les baleines malades, et il est arrivé, qu'on a trouvé dans les intestins de l'homme une matière sous tous les rapports semblables à l'ambre gris.

Le docteur Babington avec beaucoup de sérieux assure à M. Everard qu'une dame qui buvait en quantité de l'huile d'olive, en rendait une partie dans un état tel qu'on pouvait la couper avec un couteau.

Voici encore un autre cas du même docteur; mais comme il m'a été seulement donné dans une communication particulière, et que je n'ai pas vu la signature du docteur Babington, on ne mentionnera pas ici le nom de la dame, quoiqu'il soit inséré dans les *Transactions*, où il est cité au sujet d'une grippe accidentelle. A des intervalles indéterminés, elle émettait par les voies ordinaires une substance huileuse, quelquefois mêlée avec les *fæces* : et on en a déposé sur la table de la Société royale un spécimen qu'on s'est procuré dans des circonstances éloignant toute possibilité de déception.

Il serait ennuyeux pour les lecteurs de les entretenir des expériences faites sur de pauvres canards , ou sur les matières contenues dans le cœcum de ces animaux, chez lesquels on avait préalablement lié [1] , pendant une semaine , l'intestin *rectum*. Mais il est impossible de passer sous silence l'exemple de dextérité qui suit , et de rendre jus

---

[1] N'en déplaise à notre collègue d'outre mer , nous ne saurions attacher beaucoup d'importance à ces expériences dans le cas dont il s'agit ici ; la ligature du *rectum* devait amener chez l'animal un état de maladie et des changemens qui ne pouvaient être dus qu'à la ligature. (*Note du trad.*)

tice à l'auteur sans transcrire ses propres paroles. Un vieux monsieur, atteint de la goutte, était resté six jours dans son lit, sans aller à la garderobe. « Je ne manquai pas, »dit sir Everard, de profiter de l'occasion d'a- »voir les résultats d'une longue constipation »qui étaient fortement pénétrés de bile, pour »faire l'expérience. » Il ne serait ni agréable ni intéressant de donner les détails des résultats qu'il obtint. La pellicule qui parut à la surface de l'eau après une longue macération, n'eut pas besoin d'être analysée par M. Brande, mon ami, pour que nous fussions convaincus qu'elle était huileuse.

Après plusieurs expériences de cette nature, nous espérons, dit sir Everard, dans ses conclusions, avoir réuni une suffisante quantité de preuves pour démontrer jusqu'à l'évidence que la graisse se forme dans les intestins, qu'elle est retirée de là pour passer dans la circulation, et se déposer dans presque toutes les parties du corps.

Malgré la valeur de ces preuves, cependant bien des personnes peuvent dire : si la graisse passe dans la circulation, elle doit se mêler et s'assimiler avec le sang, duquel elle doit plus tard se *séparer*, pour être déposée dans les différens organes : après cela cette séparation n'est autre chose que la sécrétion. Cela nous porterait à croire que la graisse a beaucoup de rapport avec la sécrétion, et nous pouvons même soupçonner qu'il n'y aurait pas nécessité à cette formation et cette déposition, si ce n'était la sentence qui se trouve dans l'exorde de cet ouvrage.

Plus j'examine cette nouvelle opinion, dit sir Everard, plus je trouve des circonstances qui viennent à l'appui, et l'une des plus fortes est qu'il n'y a pas d'autre mode de formation de la graisse animale, du moins, que je connaisse.

Néanmoins, quelque prix que nous attachions à l'expérience mentionnée ci-dessus, le droit de priorité peut être contesté. Boërhaave en a parlé dans son livre *de Utilitate explorandorum excrementorum in ægris*, etc., et tous ceux qui ont lu l'introduction du livre, édition de Aloïsius Lusitanus, savent fort bien quelle importance il attacha à la graisse, et combien, selon lui, il était nécessaire de lui donner de la fluidité, même dans les parties creuses des os. A la vérité, il ne paraît pas qu'il ait présenté à ses auditeurs des *specimina excrementitia*, et que dans le cours de sa thèse il ait été attentif à tenir compte de l'état goutteux où était la personne.

Je ne puis terminer cet article sans que je craigne que quelques lecteurs soupçonnent une plaisanterie. Quelques uns d'entre eux peuvent se rappeler la fameuse dissertation sur un manche à balais, et, alliant le goût de cet écrivain plein d'érudition avec cet écrit, ils peuvent regarder cela comme appartenant à Swift. Je suis forcé d'avouer que, lorsqu'on me montra pour la première fois le fait, comme ayant rapport à mes recherches ; le facétieux M. Dean et sir John Hil , vinrent aussitôt me trouver. Du reste , les dates qu'on rapporte fixeront les doutes des personnes les plus incrédules.

Le mérite de cette découverte, si toutefois c'en est une, considérée sous un point de vue pratique, est de la plus haute importance dans le traitement de l'obésité ; puisque, tout en expliquant la difficulté que l'on éprouve ordinairement à purger les personnes grasses, il fait sentir la nécessité de nettoyer le canal intestinal de la matière adipo-séreuse qui y séjourne et qui, lorsque les purgatifs sont sans action , peut réclamer l'usage de la brosse à estomac du docteur Ramesay , pour cette partie du canal alimentaire qu'il n'a pas mentionnée.

Un ingénieur théoricien peut dire que cette manière de voir éclaircit une autre difficulté relative à la formation des tumeurs graisseuses. Qu'il nous soit seulement permis de supposer (et on est d'accord à convenir qu'il en est ainsi des autres maladies), qu'il y a une métastase d'une matière semblable à la substance adipo-séreuse, et qu'elle est pour beaucoup dans la production des maladies. Les écrits des anciens abondent de maladies locales provenant du canal intestinal.

Toute personne ayant l'habitude de voir des cas de chirurgie, doit savoir qu'il n'est pas rare de voir un dépôt de graisse formant une tumeur mobile. Le docteur Abernethy, qui accorde tant d'influence aux organes digestifs, et qui a travaillé sur ce sujet plus que tout autre médecin de nos jours, en appuyant sur les causes constitutionnelles d'où dépendent les maladies locales, a traité de cette tumeur, sous le nom de *sarcome adipeux;* et son opinion, dans quelques circonstances, a paru être de la plus haute importance. M. Cline a opéré une de ces tumeurs, qui pesait de quatorze à quinze livres; mais ni M. Abernethy, ni M. Cline, qui avaient eu leur possession d'un si beau spécimen, ne semblent pas avoir eu la moindre connaissance de cette découverte.

Quelques médecins ont supposé que ces sortes de tumeurs et d'autres de cette nature étaient, dans le principe, la lymphe se coagulant dans la membrane adipeuse, rendue vasculaire, et que leur acroissement et leur caractère dépendaient de l'action particulière des vaisseaux, des organes où elles se formaient. Le docteur Adams semble disposé à leur donner un mode particulier de vitalité, comme aux hydatides ordinaires, *non nostrum inter vos*, etc.[1]. Laissant donc à d'autres le soin de nous fixer là-dessus, je m'en tiendrai à ces faits bien connus, d'après lesquels on a prouvé que l'accumulation de la graisse était une source de maladies.

DANGERS AUXQUELS SONT EXPOSÉS LES OBÈSES.

—

Il arrive quelquefois que l'accumulation de la graisse, au voisinage du cœur et des viscères, devient assez forte pour occasio-

---

[1] Il ne nous appartient pas de décider entre vous. (*Virgile.*)

ner une mort subite, sans toutefois qu'il y ait à l'extérieur une apparence remarquable d'obésité. Un tel cas s'est présenté chez un monsieur âgé de quarante-cinq ans, dont je désirai faire l'autopsie, pour m'assurer de la cause de sa mort.

On supposait qu'il était mort de quelque maladie à la tête; mais il ne s'y trouva rien qui pût expliquer raisonnablement cette mort, et on poursuivait les recherches dans les cavités thoracique et abdominale. Dans le thorax, contre toute attente, on trouva une énorme quantité de graisse. Lorsqu'on eut enlevé le sternum, la partie où est situé le thymus chez les enfans, et l'espace qui se trouve entre les lames du médiastïn, étaient encombrés de graisse, et le cœur lui-même avait disparu dans une masse de cette substance.

Dans l'abdomen, il s'en trouvait aussi une quantité immense. L'épiploon était une masse serrée de graisse, pesant environ neuf livres ; le mésentère était également une masse informe sans aucune apparence d'organisation et de glande.

Le cas tout récent de Mᵣ C. J., qui se trouvait dans la maison des MM. Branscomb, et qui est mort encore jeune, peut être cité comme présentant des apparences semblables : j'en dirai autant d'une vieille femme d'une pauvre maison, à Hampstead, ainsi que de plusieurs autres que j'ai eu occasion d'examiner après leur mort. En vérité, j'appréhende que ce mode d'être (l'embonpoint) ne soit une cause de mort beaucoup plus fréquente qu'on ne pense ; et, avant de procéder à l'énumération d'autres cas relatifs à l'embonpoint, je confirmerai cette opinion par des faits évidens, cités par les derniers écrivains.

Le docteur Hunter avait coutume de citer dans ses leçons le cas d'une jeune dame

ayant beaucoup d'embonpoint, qui, au moindre mouvement un peu rapide, éprouvait
une telle difficulté dans la respiration,
qu'elle paraissait toucher au dernier moment de son existence. Elle éprouvait fréquemment de ces sortes d'accès et mourut
dans l'un d'eux.

M. Middleton, ayant fait l'ouverture de
son corps, trouva une grande quantité de
graisse dans le médiastin et au voisinage
du cœur. La graisse, qui se trouvait dans
l'abdomen, avait repoussé le diaphragme et
refoulé le cœur et les poumons à la partie
supérieure de la poitrine, et entravait ainsi
la circulation ; elle lui avait causé la mort.

Le cas de Henry Herbert, comte de Pem-
brock, était semblable à ce dernier. Il mourut en 1750, après s'être courbé avec pré-
cipitation pour remuer le feu. D'après l'exa-
men subséquent qu'on en fit, sa mort fut

attribuée à une accumulation interne de graisse.

Le cas du marquis de Saint-Aubin, qui a été décrit avec tant de soin par Boërhaave, est un des exemples les plus extraordinaires des funestes effets de la substance graisseuse localisée et déposée à l'intérieur du corps. On trouva dans la cavité gauche du thorax la substance dont il est ici question. Elle était d'un aspect blanchâtre, et, lorsqu'on la frottait entre les doigts, elle acquérait l'odeur de l'huile. Elle fut pesée, et on trouva que son poids était de six livres et trois quarts.

Dans son régime et sa manière de vivre, il est à remarquer qu'il buvait avec beaucoup de modération, qu'il mangeait indifféremment de tout, mais il avait un goût particulier pour les viandes grasses et le beurre.

Dans les mémoires de la société médicale,

un écrivain, citant le cas d'un monsieur ayant de l'embonpoint, qui mourut subitement, observe que le volume du cœur était augmenté par une quantité insolite de graisse. Telle parut être aussi la cause de la mort de M. B.

Kerkring rapporte que, dans le corps d'un enfant extraordinairement gras, le cœur paraissait être entièrement atrophié, tant était grande la quantité de graisse dans laquelle il était enveloppé. Cet enfant mourut suffoqué.

Morgagni, dans sa Lettre III, art. 20, dit qu'un homme, déjà sur l'âge, avait le cœur tellement enseveli dans la graisse, qu'on ne pouvait rien voir si ce n'est une masse graisseuse.

Bonnet, en ouvrant le corps d'une personne bien grasse, qui était morte subitement, trouva que le péricarde et le cœur étaient ensevelis dans une énorme quantité de graisse.

Des cas semblables sont consignés dans Bonnet, *liber 2* [1], *De morte repentinâ;* obs. XVII[2], *Mors subita à nimiâ pinguedine;* et obs. XLVI[3], *Mors repentina à pancreate sphacelato, pinguedinis copiâ in partibus internis.* Dans un autre cas, il dit : « l'épiploon était tout simplement une graisse squirrheuse. »

Le docteur Huxham parle d'un épiploon qui pesait seize livres et demie, gros poids. Le docteur Leake parle d'un autre mé-

---

[2] De la mort subite.

[1] Mort subite déterminée par trop d'embonpoint.

[3] Mort subite produite par le sphacèle du pancréas occasioné par la surabondance de graisse dans les parties internes.

sentère qui était rempli de graisse ; ce mésentère pesait douze livres.

M. Cros, dans ses *Esquisses médicales de
l'école de Paris*, dit, d'un épiploon chargé
de graisse, que la partie à gauche, après
une opération, distillait des globules d'huile,
jusqu'à ce que le malade mourut par l'écou-
lement continuel de cette substance huileuse.

Il arrive quelquefois que des personnes
qui, d'abord, n'avaient pas de la tendance à
l'embonpoint, en acquièrent après quelques
excitations violentes dans leur constitution,
comme après des accès de fièvre ou des
usages fréquens de mercure.

Mon propre père en est un exemple : de
mince qu'il était, il devint gros après un
accès de fièvre. Jusqu'à l'âge de vingt-cinq
ans il était grand et mince ; mais en six mois,
après une fièvre très-dangereuse qu'il éprou-

va, il devint gros à tel point qu'aucun de ses habits ne pouvait lui servir.

M. Burdett, un de ceux qui survécurent à l'emprisonnement dans un souterrain obscur à Calcutta, était connu pour avoir attribué son embonpoint à sa malheureuse détention.

D'après la fréquence avec laquelle l'embonpoint se développe après avoir fait usage de mercure, on pourrait presque le recommander comme un moyen d'acquérir de l'embonpoint[1].

Dans certaines personnes, l'apparence d'embonpoint, après l'usage du mercure, peut être expliquée par la guérison de l'état malade où se trouvaient d'abord les organes

---

[1] Mais nous recommandons de ne pas en faire usage sans l'avis d'un docteur sous peine des plus graves accidens.   (*Note du trad.*)

digestifs ; mais je ferai mention d'un cas où on ne peut assigner cette cause.

M. B., âgé de trente ans, pesant cent quatorze livres, avec quelques variations depuis sa vingt-et-unième année, doué d'une disposition remarquable à l'activité, ce qui dénote chez lui une fibre sèche, mangeant toujours bien, digérant bien et jouissant, sous tous les rapports, d'une bonne santé, eut occasion de faire un traitement par le mercure pour une maladie locale. Comme ce traitement ne remplissait pas entièrement l'attente du médecin son ami, il fut continué avec zèle et persévérance pendant six semaines, époque à laquelle la salivation était complète[1]. Lorsqu'il fut guéri, il com-

---

[1] Ce traitement de maladies secrètes par une longue salivation est entièrement abandonné à cause des désordres terribles qui en résultaient bien souvent.   (*Note du Trad.*)

mença à mettre de l'embonpoint, et, dans l'espace de deux mois, il augmenta de cinquante-trois livres environ, sans toutefois déroger à ses habitudes.

Sydenham a dit que les maladies chroniques viennent par notre faute et des écarts de régime, et quoique l'embonpoint puisse être rangé parmi les maladies qui ont pour cause une imperfection primitive dans les fonctions de quelques uns de nos organes, toujours est il vrai de dire qu'il dépend beaucoup de notre manière de vivre: et c'est là la raison pour laquelle on doit éloigner les inconvéniens qui en résultent, par des moyens diététiques.

Considérée sous un point de vue médical, l'importance de la diète a été généralement admise d epuis les jours d'Hippocrate jusqu'à Abernethy.

Nous trouvons que le premier s'exprime ainsi: « Quiconque n'ajoute pas d'importance

»à la diète et qui en ignore les effets , com-
»ment peut-il comprendre les maladies de
»l'homme?» et le dernier pense que la diète
offre de l'espoir là , où la médecine est reconnue sans efficacité , et où la chirurgie
n'offre plus qu'un soulagement temporaire.

En vérité, il est impossible de réfléchir
sur l'action réciproque déterminée par un
changement de tempérament dans les maladies locales , sans convenir avec Abernethy que les rapports qui existent entre cette
action réciproque et le changement de tempérament, ne sont ni suffisamment bien com-
pris, ni dûment mis en ligne de compte par
la pluralité des praticiens.

Les raisons que donne le docteur Abernethy, à l'appui de la diète à suivre dans
certaines circonstances, sont surtout applicables à celle-ci.

« La première, dit-il, est que j'ai connu
des personnes qui , s'étant soumises à la

diète , ont joui d'une excellente santé; en outre j'ai connu bien des personnes qui, ayant essayé les effets d'un tel régime, ont déclaré qu'on en retirait un grand avantage. Il est vrai que ces personnes n'étaient pas atteintes d'affections cancéreuses , mais elles étaient engagées à adopter cette modification dans la manière de vivre , pour modérer l'état d'une irritation nerveuse, et pour remédier aux désordres des organes digestifs, sur lesquels la médecine n'avait qu'une faible influence.

» La deuxième est qu'il paraît certain qu'on peut nourrir parfaitement le corps par une nourriture végétale.

» La troisième est, qu'il semble suffisamment prouvé que des maladies, chez certaines personnes, ont été déterminées par les eaux de mauvaise qualité ; c'est pourquoi il est à désirer que, toutes les fois qu'on en fait usage , on l'emploie aussi pure que possible.

» La quatrième est, qu'on parviendra plus facilement à produire de grands changemens dans la constitution d'une personne , par un régime et une modification dans la manière de vivre, que par le secours de la médecine.

» La cinquième est, que le malade y trouve une source d'espérance et de consolation dans les cas où il est reconnu que la médecine est sans effet, et où la chirurgie ne promet qu'un soulagement temporaire. »

Dans le courant des cinq dernières années , on m'a adressé un grand nombre de lettres dans lesquelles on me détaillait les incommodités dont on était affligé par le trop d'embonpoint. Quelques personnes pour le combattre me demandaient un spécifique ou des médicamens; d'autres, après m'avoir parlé du cas où ils se trouvaient, de leur poids et de leurs habitudes, m'ont demandé s'il était possible de guérir par la diète, et quelle était la meilleure règle à suivre dans le cas particulier où ils se trouvaient, elles n'omettaient jamais de me questionner sur la nourriture animale et végétale, pour savoir à laquelle il fallait donner la préférence.

Eu égard à la fréquence de cette question, et à l'importance qu'on y attache, je m'étendrai un peu pour y répondre. Quant à l'efficacité de la nourriture végétale ou animale dans le traitement de l'obésité, on ne peut déterminer avec justesse à la quelle des deux il faut donner la préférence ; la *quantité* et non la *qualité*, est le seul objet auquel on doit regarder.

L'homme se distingue parmi les autres animaux , par le pouvoir qu'il a de tirer sa nourriture des substances végétales et animales : et de la même manière qu'il peut jouir d'une santé forte et robuste en se nourrissant de l'une d'elles, de même aussi, il peut acquérir de l'embonpoint en faisant usage de l'une ou de l'autre. La majorité des cas d'embonpoint, ceux même qui en présentaient le plus, et qui sont parvenus à ma connaissance, se trouvaient exister chez des personnes qui faisaient usage d'une nourriture animale. Néanmoins j'ai connu d'autres personnes qui auraient maigri avec un régime animal et engraissé avec un régime végétal ; cette assertion est appuyée par l'exemple particulier d'une personne vivant maintenant à Leadenhall Street. Cet homme, pendant quelques années, tenait une boutique de jambon et de bœuf salé, et pendant ce temps le volume de son corps était dans des proportions ordinaires. Plus tard, étant devenu cabaretier, et faisant un grand usage de la bière qu'il tenait chez lui, il devint gros, et il a maintenant un embonpoint excessif.

Galien a remarqué que les personnes qui habitent dans les pays de vignes, et qui, pendant deux mois, ne vivent que de figues et de raisins, mettent de l'embonpoint. Dans la saison du sucre, les esclaves chinois deviennent gras, sans autre nourriture que celle qu'ils trouvent dans la canne à sucre à l'état de maturité. La même remarque a été faite aux Indes orientales. Un de mes amis avait un nègre qui, à une certaine saison de l'année, devenait trop gras pour pouvoir marcher de quelques semaines, et qui avait besoin du secours de la médecine pour rétablir sa santé et se rendre propre à quelque chose.

Un autre de mes amis, médecin dans un hospice, cite l'exemple d'un garçon de fermier qui devint gras en prenant de l'huile.

Le cas du domestique du brasseur dont il a été question, en est encore une preuve.

On trouvera plusieurs exemples parmi les

riches et les opulens de l'Italie, dont la nourriture est surtout prise dans les substances végétales. Le signor B... de Ferrare et le signor N... de Bologne, peuvent être cités comme étant d'un poids égal à celui des personnes déjà mentionnées.

Parmi les Asiatiques, il existe une classe de Bramines qui s'énorgueillissent de leur extrême embonpoint. Les végétaux farineux, le lait, le sucre, les mets délicats et les gelées, forment leur nourriture ordinaire. Ils regardent l'obésité comme une preuve d'opulence, et plusieurs d'entre eux arrivent au dernier point d'obésité sans avoir goûté à la viande d'un animal quelconque.

Les bouchers sont une classe d'hommes qu'on peut citer comme une preuve que la nourriture animale, prise à l'excès produit l'obésité. Leur bonne mine a été attribuée par quelques personnes aux émanations de la viande. Nous ne connaissons pas de classe dans la société qui jouisse d'une meilleure santé, et il est de fait que, pendant l'épidémie qui eut lieu à Gibraltar, ils furent les seuls qui n'en furent pas atteints. Mais, en faisant remarquer que la carnation des bouchers est passée en proverbe, et est regardée comme la meilleure, nous pouvons conclure que cette constitution reconnaît des causes plus substantielles que les émanations. En Italie, les Lardaroli, qui sont les charcutiers de ce pays, sont ordinairement bien faits et ont de l'embonpoint.

Barrow, dans ses Voyages, remarque que les paysans hollandais qui se gorgent de nourriture animale flottant dans la graisse, sont remarquables par leurs habitudes indolentes et leur extrême obésité.

Il me serait très-facile de multiplier les preuves; mais ce serait le faire sans nécessité; seulement je ferai mention du docteur Stark, qui, d'après quelques expériences

5.

bien suivies, prouve que les choses douces
et les viandes grasses prises en quantité,
ébranlent plus le tempérament d'une personne que toute autre espèce d'aliment.

Après avoir montré combien cette maladie (l'obésité) est liée à une nourriture très-
nutritive, je dois maintenant tracer un
court aperçu des cas qui peuvent nous éclairer sur les moyens d'y porter remède [1].
L'abstinence pallie les maladies qui sont
du ressort de la chirurgie, et en guérit
quelquefois plusieurs; et nous pouvons dire
avec Celse: *Solaque abstinentia sine ullo pe-
riculo medicatur* [2].

---

[1] L'abstinence seule guérit sans aucun danger.

[2] Ce mot doit s'entendre dans le sens de se priver sur la nourriture, ne pas manger tout son appétit.　　　　　　　　　　　　　*(Note du trad.)*

CAS D'OBÉSITÉ

GUÉRIS PAR L'ABSTINENCE.

Un monsieur très-considéré dans la classe marchande, qui pesait quatre cent cinquante-sept livres, s'assujétit strictement à une diète de quatre onces de nourriture animale, six onces de pain, deux litres de boisson pour vingt-quatre heures. En une semaine, il perdit trente livres, et dans l'espace de six mois, il avait diminué de l'étonnante quantité de cent trente-quatre livres. Sa santé et ses facultés morales étaient en bien meilleur état, et, eu égard au poids de trois cent huit livres où il se trouvait, il était encore très-actif.

Benjamin Kettle de Dullington, dans le Cambridgeshire, avant de commencer à se faire maigrir, pesait environ trois cent quatre-vingt-douze livres. Le traitement qu'il s'était imposé, était de ne manger qu'une fois par jour, de se purger avec des sels trois fois la semaine : par ce moyen, dans un court espace de temps, il perdit vingt-huit livres de son poids. Il est maintenant dans un workhouse[1], jusqu'à ce qu'il trouve une occupation utile.

T. B., Esq., étant âgé de dix-neuf ans, pesait trois cent vingt-deux livres, et continua à augmenter jusqu'à l'âge de trente ans, époque à laquelle il pesait cinq cent dix-huit livres. En ce temps il se mit en traitement pour se faire diminuer, et au bout d'une année il avait perdu cinquante-six livres. Maintenant, âgé de trente-cinq ans, il est plein de santé, très-actif et de bonne

---

[1] Maison publique, ou espèce d'hôpital où on donne à manger aux pauvres qui s'y présentent.

humeur et pèse deux cent quatre-vingts livres. Il pense que, s'il n'avait été exact à suivre la règle qu'il s'était prescrite quant au régime et à l'exercice, il aurait atteint les dimensions de M. Lambert.

T. S., Esq., de Ynner-Temple, ayant beaucoup de tendance à l'obésité, adopta une sorte de traitement qui ressemblait un peu à celui du docteur Stark, seulement dans le but de remédier aux inconvéniens d'une extrême grosseur, et pour s'assurer quelle nourriture était la plus salutaire à la santé. Néanmoins il n'eut pas assez de constance pour suivre ce traitement, quoique, par ce moyen, il eût obtenu une diminution de quarante-deux livres en quinze jours. Le fait, d'après son journal, ayant seulement de l'importance pour les recherches qu'il faisait, prouve que trois livres de lait, ajoutées à sa ration journalière, soit animale, soit végétale, augmentaient son poids de deux onces par jour. Pareille chose arrivait avec même quantité de bière.

Le révérend C., de l'université de Cambridge, qui, à l'âge de trente ans, était énormément gras, diminua d'environ soixante-dix livres, en suivant régulièrement une diète qu'il continua pendant quelques années, jusqu'à ce qu'il eût entièrement recouvré sa santé et les dimensions ordinaires du corps.

W. T., Esq., de Middle-Temple, âgé de vingt-six ans, perdit en un mois quarante-deux livres au moyen de l'abstinence et de l'exercice. Après cela, mangeant avec modération et buvant le moins possible, il ne perdit pas plus de quatre livres de son poids dans l'espace d'une année et demie.

M. W. W., de Whitehaven, à peu près à l'âge de trente ans, pesait trois cent vingt-deux livres. Il buvait et mangeait sans retenue et en grande quantité. Il tomba à la fin dans un état de léthargie tel que, très-souvent, en compagnie, même en mangeant, il ne pouvait dompter le sommeil.

Étant incommodé et justement alarmé de ces symptômes, il alla à Édimbourg consulter le docteur Grégoire. Conformément à son avis, il se donnait beaucoup d'exercice, mangeait avec modération et dormait peu. Le quantum d'exercice était relatif à la saison et aux forces du malade pour supporter la fatigue. Le régime qui lui était prescrit, consistait principalement dans du pain bis et du thé. Ce pain contenait une grande quantité de son; mais comme il était nécessaire de remplir l'estomac, le malade mangeait une grande quantité de pommes; et, pour se rendre capable de prendre l'exercice nécessaire, il trouvait qu'une bouteille de vin de Porto, ou de Sherry, lui était indispensable tous les jours. Il se mettait au lit vers les neuf heures et se levait entre quatre et cinq heures du matin. En suivant ce système de vie, il réduisit le poids de son corps à deux cent dix livres.

M. R. Pugh avait un client obèse qui augmenta, en trois ans, de cinquante livres; ce qui lui fit désirer d'employer des moyens pour se faire maigrir. Il commença par se retrancher sur la quantité de la nourriture animale, du vin, et insensiblement mit de côté ce dernier; il prenait aussi une dose de scille par jour, en quantité suffisante pour produire des nausées et pour augmenter la quantité des urines. Par ces moyens, il perdit seize livres en trois mois; mais, quelque temps après, devenant faible, il discontinua le traitement.

M. A. Cooper dans un cas semblable ordonna au malade de faire de l'exercice et de vivre de biscuit et de thé.

M. A. P. de Church-Yard, de Saint-Paul,

ayant beaucoup d'embonpoint et une grande difficulté à respirer, d'après l'avis d'un médecin, son ami, suivit, avec persévérance et résolution, un régime au moyen duquel il réduisit les dimensions de son corps et recouvra la faculté de respirer librement.

M. B., homme très-gras, à l'âge de soixante ans fut affligé d'une cataracte, et avant de se soumettre à l'opération, il fut mis à un régime duquel étaient exclus la la nourriture animale, les liqueurs fermentées et le vin ; il prenait en outre six grains de calomel, et un purgatif par le jalap deux fois la semaine.

Il commença ce régime le 18 mars 1811, et le continua jusqu'au 26 avril, époque à laquelle il subit l'opération. Elle fut suivie d'une forte inflammation, qui fut combattue par de fortes saignées et une diète sévère; et la fréquente réapparition de l'inflammation rendit nécessaire le même ré-

gime, jusqu'en juillet 1812. Depuis cette
époque il a repris sa manière de vivre ordinaire, et sa santé a été parfaitement bonne.
Son poids, à différentes époques subissait
les variations suivantes.

```
1811.  Le 8 mars il pesait. . . 258 liv.
       Le 20 id. . . . . . . . 246
       Le 26 avril. . . . . . . 245
       Le 29 juin . . . . . . . 210
       Le 10 octobre. . . . . 209
1812.  Le 1er juillet. . . . . . 190
```

Un monsieur qui pesait trois cent soixante-
et-dix-huit livres rapporte qu'après trois
mois, en se soumettant à une diète sévère
et en prenant de l'exercice, il est devenu
plus léger de vingt-huit livres. Il n'a fait
usage d'aucune espèce de viande, et la majeure partie de sa nourriture consistait en
biscuit et en thé.... Il écrivait gaîment et disait qu'il avait intention de persévérer jus-

qu'à ce que, pour me servir de ses expres-
sions , il fut devenu gentil de figure. Son
mode d'exercice consistait à faire jouer une
pompe, ce qu'il faisait deux fois par jour, il
faisait de temps à autre des promenades, et
de plus des frictions avec une grosse serviette.

Je connais plusieurs messieurs catholi-
ques, qui pendant le temps du carême ont
une santé plus robuste et des traits plus
agréables. Dodart, médecin de Louis XIV,
perdait ordinairement dix livres de son
poids pendant le carême, ce dont il eut une
preuve constante pendant trente ans, car il
se pesait toujours et au commencement et à
la fin du carême.

Je terminerai ces cas par une anecdote
rapportée par sir Wraxall, concernant notre
vénérable monarque.

George III semblait avoir une grande tendance à mettre de l'embonpoint, s'il n'y

avait paré par un système de tempérance dont il ne se relâcha point. Là-dessus je rapporterai un fait qui m'a été communiqué par un de mes amis, sir John Macpherson, qui le tient lui-même de la bouche du comte de Monsfield à qui le roi l'avait communiqué. Il démontre, jusqu'à l'évidence, la volonté ferme, le renoncement à tout excès de ce roi, et l'empire qu'il avait sur ses goûts, qualités qui ont caractérisé George III à toutes les époques de sa vie.

Faisant la conversation avec Guillaume, duc de Cumberland, son oncle, peu de temps avant la mort de ce prince, qui eut lieu en 1764, sa majesté lui observa que c'était avec chagrin qu'il voyait que l'embonpoint du duc augmentait. J'en suis aussi chagrin que vous, sire; mais c'est dans ma constitution, et je me tromperais fort, si Votre Majesté ne devenait pas aussi grosse que moi avant d'avoir atteint mon âge. Cela vient,

dit le roi, de ce que vous ne faites pas suffisamment d'exercice. Néanmoins, dit le
duc, je fais un exercice constant et sévère
en tout genre. Il y a encore un autre moyen
pour réprimer cette tendance à l'embonpoint, beaucoup plus difficile à mettre
en pratique, et sans lequel l'exercice,
quelque violent qu'il soit, ne saurait suf-
fire ; je veux parler d'une grande retenue et
d'une grande tempérance à table ; cela à
part, rien ne pourra empêcher Votre Majesté de parvenir au même embonpoint que
moi. Le roi ne répliqua pas, mais les paroles du duc furent senties profondément
et laissèrent une forte impression dans son
esprit. Depuis ce jour il forma la résolution,
comme l'assure lord Monsfield, de corriger
cette tendance constitutionnelle à l'embonpoint, en ne satisfaisant jamais son appétit ; et cette détermination, qu'il exécuta
malgré mille tentations, lui valut un plein
succès.

TROIS MOYENS POUR SE DÉLIVRER
DE L'EMBONPOINT.

Ainsi les trois points principaux pour s'exempter de l'obésité, sont la diète, l'exercice et la privation de sommeil. Le premier de ces moyens a été amplement discuté et appuyé des cas que nous venons de citer; quant au dernier, il est à remarquer que le sommeil favorise l'inaction, état favorable à la déposition de la graisse. Ceux qui ont l'habitude d'engraisser les bestiaux, connaissent si bien les effets du sommeil, que, toutes les fois qu'un animal devient turbulent et qu'il ne veut pas dormir, ils le regardent comme une perte pour eux parce qu'il n'est pas susceptible d'être engraissé.

Les médecins qui veillaient sur les jours de Denis fils de Cléarque et qui craignaient continuellement de le voir mourir suffoqué par la graisse, avaient adopté un singulier expédient pour l'empêcher de dormir. Ils placèrent près de lui des personnes pour le piquer avec des aiguilles bien longues et pointues, toutes les fois qu'il tombait dans un profond sommeil, qui n'était interrompu par l'opération que lorsque l'aiguille, ayant passé à travers la graisse, arrivait aux parties sensibles.

La gymnastique médicale est aussi ancienne qu'Hippocrate. Xénophon nous apprend avec quel soin elle était pratiquée dans les écoles chez les Perses ; et l'importance en est bien reconnue dans la plupart des maladies chirurgicales, depuis cette époque jusqu'à nos jours.

Le docteur Abernethy appuie là-dessus, dans ses écrits, vu la persuasion où il est, dit-il, qu'elle n'est pas suffisamment mise en usage par les médecins. Ce que l'exercice a de bon dans ces sortes de cas, est qu'apparemment il augmente les sécré-

tions naturelles et particulièrement la transpiration cutanée.

Sanctorius a montré combien le poids du
corps est réglé par ces sécrétions, et nous
fait savoir que l'exercice depuis sept heures
jusqu'à midi, et après avoir mangé, nous diminue d'une manière insensible, plus en une
heure qu'en trois heures, en tout autre temps.

Dean Swift, qui, dans les premières années de sa vie, éprouvait des engourdisse-
mens, avait reçu le conseil de faire un violent exercice; ce qu'il faisait tous les jours,
en gravissant une montagne voisine de sa
maison et en redescendant à chaque deux
heures; et cette distance, qui était d'un
demi-mille, il avait coutume de la parcourir en six minutes.

On ne doit pas omettre les frictions; elles
formaient un système régulier dans les habitudes ordinaires des Romains, et étaient
prescrites très-fréquemment par leurs mé-

decins. Nous trouvons que les physiologistes modernes professent la même opinion. Il y a peu de véritables remèdes, dit Wytt, qui offrent plus de secours dans les obstructions de nature indolente que les frictions douces. Non seulement elles provoquent la circulation dans les petits vaisseaux, mais elles tendent aussi à diminuer la quantité et à augmenter l'absorption de la matière qui séjourne dans les follicules, ou qui est extravasée dans les espaces de la membrane cellulaire qui se trouve obstruée.

Les Indous ont une manière de faire ces frictions qu'ils appellent *champuage*, qui, indépendamment de l'importance qu'y attachent les médecins, est considérée comme affaire de grand luxe. Il se trouve maintenant à Brigton un *champuer* qui fait ces frictions à la manière des Indiens. Cette opération a été mise en pratique sur deux de mes malades. Les frictions sur le corps sont particulièrement efficaces pour exciter l'action des vaisseaux absorbans.

Par l'usage du vinaigre, le général espagnol Vitellis rendit sa peau lâche comme une pelisse; mais il n'y a pas d'exemple de grand relâchement de la peau qui égale celui de cet Espagnol, qui se montra à Van-Horn, à Silvius, à Pison et à plusieurs autres savans d'Amsterdam. Prenant de sa main gauche la peau de son épaule droite, il la faisait venir jusqu'à la bouche, de plus, il faisait descendre la peau de son menton jusqu'à sa poitrine, comme une barbe, et présentement il la fait aller par dessus le sommet de la tête, cachant les yeux par dessous; et, après cela, la même peau revient avec ordre et d'une manière égale à sa propre place.

Non seulement les anciens connaissaient les vertus médicinales du vinaigre pour traiter beaucoup de maladies, mais ils n'igno-

raient pas son efficacité pour les prévenir.
Il était la boisson ordinaire des soldats romains. Chacun d'eux était obligé d'en porter avec lui une bouteille, qu'il mêlait à l'occasion avec de l'eau, et que Celse appelait *poscha*. Dans l'obésité on a eu souvent recours à lui, et il a été reconnu comme nuisible par la manière de le prendre. De toutes les choses, dit un savant écrivain, que renferme notre art, il n'y en a pas une qui, quelque grand bien qu'elle produise, ne puisse aussi faire du mal. Cette maxime, étant d'accord avec mon expérience, j'appliquerai cette observation au vinaigre. Ainsi tous les dangers peuvent être évités en faisant usage à l'extérieur de cette substance, si nous ajoutons foi à l'histoire suivante prônée par un vieil auteur :

DE ACIDULORUM USU EXTERNO.

Hæc ex longo ipsorum usu vires calefaciendi,

refrigerandi, exsiccandi, adstringendi, consolidandi, resolvendi, attenuandi, aperiendi, digerendi, abstergendi, mundificandi, emolliendi, coquendi, discutiendi, imbibendi, absorbendi, temperandi, putredini resistendi, tonum roborandi, motus partibus quibusdam singularum perversum corrigendi, tardum promovendi, nimium sistendi, laxa membra densandi, debilem partem firmandi, alvum movendi, calculum ac urinas pellendi, per urinam, sudorem ac insensibilem transpirationem, humores cum salibus, sulphuribus, aliisque heterogeneis educendi; nam, per omnia emunctoria, acidula totum evacuant corpus [1]. »

---

[1] DE L'USAGE EXTERNE DES ACIDES.

Les acides, lorsqu'on en prolonge l'usage, ont la vertu de ranimer les forces, de rafraîchir, de dessécher, de resserrer, de relâcher, d'activer la

Lorsque les moyens pharmaceutiques et diététiques échouent, on a proposé une opération chirurgicale pour guérir l'obésité. *Wideman* dit : *Videndum an chirurgia quoque aliqua nobis queat suppeditare hunc in finem utilia* [1]; et, après avoir parlé de lan-

---

digestion, de nettoyer, de purifier, d'imbiber, d'absorber, de calmer, d'empêcher la putréfaction, de donner du ton, de corriger les irrégularités de mouvement de certains organes et de quelques uns en particulier, d'exciter les garderobes, de combattre le devoiement, de resserrer la fibre des membres, de fortifier une partie faible, d'exciter les fonctions du canal intestinal, de favoriser l'expulsion des graviers et des urines, de chasser au dehors, au moyen des urines, de la sueur et de la transpiration cutanée, les humeurs mêlées à des matières salines et sulfureuses et autres substances hétérogènes; car les acides évacuent le corps par le moyen de tous les émonctoires.

[1] Il faut voir si la chirurgie, de son côté, ne

cettes et de bistouris, il mentionne les propriétés des cautères. Zacutus, dans ses Observations, dit relativement à l'embonpoint excessif : « L'obésité excessive du corps peut » se guérir par les scarifications et l'applica- » tion de sangsues. »

---

peut pas nous fournir quelque moyen avantageux de traiter l'obésité.

APPENDICE

DE L'AUTEUR,

CONTENANT QUELQUES HISTOIRES

D'UN EMBONPOINT EXTRAORDINAIRE.

Pour établir une comparaison exacte entre ce qui peut être appelé embonpoint et maigreur, nous devons considérer l'un et l'autre lorsqu'ils sont parvenus à un degré excessif, en prenant pour point de départ l'heureux médium où se trouve la santé. Pour exemple de ces extrêmes qui s'éloignent d'une santé parfaite, nous pouvons prendre

Philotas, qui était si maigre, qu'il était obligé d'attacher du plomb à ses souliers pour s'empêcher de trébucher, et Denis d'Héraclée, qu'on avait de la peine à mouvoir dans son cercueil lorsqu'il fut mort suffoqué par la graisse.

Nous avons déjà remarqué que pour une personne ayant de l'embonpoint en France ou en Espagne, il y en a cent en Angleterre. Il est vrai que nous voyons dans l'histoire un corpulent empereur Vitellius, un Sanche-le-Gras, roi de Léon, un Sactius Crassus, roi d'Espagne, un Louis-le-Gros, roi de France; mais je pense que l'histoire de toute l'Europe ne fournirait pas une liste d'obèses aussi grande, que pourrait le faire notre pays à lui seul, d'après ses annales. Les cas suivans peuvent en servir de preuve. M. Lambert de Leicester pesait sept cent douze livres.

Le cas suivant digne de curiosité peut être

donné comme contraste à l'homme dans des proportions ordinaires, mais il est vrai qu'il n'a pas son pareil quant aux dimensions excessives du corps.

Au mois de mars 1754, mourut à Clamorganshire, de vieillesse, après un affaiblissement gradué du tempérament âgé de soixante-dix ans et deux mois, le nommé Hopkins, ce petit [1] Gallais qu'on faisait voir à Londres il y a quelque temps. Il n'a jamais pesé plus de neuf cent quatre-vingts livres ; mais les trois derniers mois qui précédèrent sa mort, il n'en pesait que cent soixante-huit. Il a laissé après lui six enfans qui ne diffèrent en rien des enfans ordinaires ; si ce n'est une jeune fille, qui à l'âge de douze ans pèse deux cent cinquante-trois livres. Tout son extérieur porte les marques de l'âge avancé, et elle ressemble

---

[1] Par ironie.

6.

sous tous les rapports à son père lorsqu'il avait le même âge qu'elle.

Le 2 février 1846, il mourut à Haintan; un monsieur appelé Samuel Sugars, à l'âge de cinquante-deux ans. Il était réputé pour être l'homme le plus gras de l'Angleterre, et pesait avec le cercueil, qui était de bois, sept cents livres.

M. Bright de Malden avait cinq cent quatre-vingt-douze livres la dernière fois qu'il se pesa ; mais on suppose qu'à sa mort, son poids s'élevait à six cent six livres. Le docteur Coe, dans l'histoire qu'il a faite de lui dans ses Transactions philosophiques, témoigne son étonnement et déclare qu'il n'a entendu mentionner et qu'il n'a trouvé dans aucun écrit un homme qui lui ressemble, pas même qui approche de son poids. Néanmoins M. Lambert a eu de plus que lui, cent quarante livres.

Le 13 octobre 1754, mourut M. Jacob

Powell de Hebbing, dans le comté d'Essex, il pesait presque autant que M. Bright de Malden ; car son poids était de cinq cent soixante livres. Son corps avait cinq verges de circonférence, il fallut seize hommes pour le transporter dans la tombe.

M. Beker de Worcester était encore regardé comme aussi gras que M. Bright. Son cercueil mesuré par dessus avait sept pieds, était plus large qu'un corbillard ordinaire, et pour le sortir de la maison, on fut obligé d'abattre une partie du mur.

Le 19 mars 1797, mourut âgé de cinquante-huit ans, Philippe Hayes, professeur de musique. On supposait qu'il était à cette époque l'homme le plus gras de l'Angleterre, et qu'il avait encore à peu près le poids de M. Bright.

Au mois de mai 1775, mourut âgé de cinquante-sept ans, M. Spooner, un des premiers fermiers de Skillington, près de Tamworth , dans le comté de Warwich. Cinq ou six semaines avant sa mort, il pesait six cent soixante-neuf livres, et la mesure de son corps prise d'une épaule à l'autre, était de trois pieds trois pouces.

M. Stoneclift, d'Hallifax, dans le comté d'York, pesait quatre cent vingt livres.

M. Stoneclift, frère de ce dernier, en pesait quatre cent soixante-seize. *Transactions philosophiques*, vol. XLIV, page 100.

Au mois de décembre, mourut à Holt , près de Winbourn, dans le comté de Dorset, M. Benjamin Bowen, le gras, à cause des proportions énormes de son corps. Il pesait quatre cent soixante-seize livres. On fut obligé de démolir une partie du mur de la chambre où il était mort, pour en descendre le corps, et le corbillard n'ayant pas été assez large pour recevoir le cercueil, on le plaça sur un char.

Keysler, dans ses Voyages, parle d'un Anglais obèse qui, passant par la Savoie, avait besoin de douze hommes pour le porter dans une chaise. On disait qu'il pesait cinq cent cinquante livres.

Le même fait aussi mention d'un autre jeune Anglais de Lincoln, qui mangeait dix-huit livres de viande par jour ; il mourut en 1724, âgé de vingt-huit ans, et pesait cinq cent trente livres.

Mon ami le docteur Watson de Tonbridge, fait remarquer un boulanger de Pye-Corner, près de Smithfield, qui avait un embonpoint énorme, et qui ne put se remuer de sa chaise pendant plusieurs années. Il était d'habitude constipé et il fallait que les purgatifs lui fussent donnés à une dose quatre fois plus forte que de coutume pour opérer sur lui ; il pesait environ quatre cent quatre-vingts livres, mangeait assez souvent un petit gigot de mouton de cinq livres à peu près, à un seul repas, des autres choses en proportion, et buvait un *gallon* de bonne bière. Il eut assez de résolution pour ne vivre pendant une année qu'avec de l'eau de gruau et du pain bis, et par ce moyen, il perdit deux cents livres de son poids.

Il se trouve encore dans la même contrée, un autre boulanger qui, quoique petit, est l'homme le plus gros d'Angleterre. Tous les membres de la famille du côté de sa mère ont de l'embonpoint; son père avait les formes dans les dimensions ordinaires. Il est grand mangeur, a un goût particulier pour la nourriture grasse, particulièrement pour le lard; et il me certifia que c'était pour lui le mets le plus délicat qu'il connût, surtout lorsqu'il n'avait aucune partie maigre. On ne connaît pas son poids, parce qu'il aime à se persuader qu'il n'est pas excessivement gros : et dit avec grande satisfaction qu'il ne l'est pas autant qu'il l'a été; en appelant en cela au témoignage de Beveridge mon ami, qui m'avait introduit près de lui pour me prouver ce qu'il m'avait avancé [2].

CAS D'OBÉSITÉ CHEZ LES DAMES.

Morts prématurées déterminées par cet état de vie.

Le beau sexe n'est pas exempt de cette maladie, et les cas, quoique moins nom-

---

[1] Il y a encore dans l'ouvrage du docteur Wadt, une vingtaine de cas d'obésité observés chez les hommes ; mais comme ce n'est que la répétition de ceux qui ont été exposés plus haut quant au poids et à la mesure, nous nous dispenserons de les traduire, parce qu'ils nous paraissent ne devoir présenter qu'un bien faible intérêt aux lecteurs ; et nous passons aux cas qui concernent les dames, que nous abrégerons aussi.

(*Note du trad.*)

breux, n'en sont pas moins remarquables. Comme un des principaux, nous pourrions citer celui de la femme de Brentfort dont la robe allait bien à Falstaff, si nous savions son histoire. Mais pour cette raison, laissant de côté ce grand personnage, j'en citerai d'autres, qui sont d'une date plus moderne.

Le docteur Short fait mention d'une jeune personne, qui mourut d'obésité à l'âge de vingt-cinq ans, et qui pesait environ cinq cents livres; elle était dans des dimensions monstrueuses; et l'homme le plus gros que j'aie jamais vu, dit le docteur, était par rapport à elle ce qu'un homme d'une grosseur ordinaire, est à un autre homme épuisé par la maigreur.

Elisabeth Stuart, qui mourut à Cambridge le 26 mars 1807, âgée de quarante-quatre ans, pesait deux cents quatre-vingts livres. Elle avait eu cette tendance à coutracter l'embonpoint depuis son bas-âge. Sa vie était régulière, mais elle se passait dans l'inaction et l'indolence. Quelques années avant sa mort, elle fit une sérieuse maladie, déterminée par une inflammation aux membres, et dont elle guérit entièrement. Elle avait le caractère enjoué, mais elle se sentait si peu de disposition pour le mouvement, que le seul moyen de la déterminer à sortir de son lit, était de l'en retirer avec le lit de plume et de la déposer sur le parquet; alors on avait besoin de l'aide de trois fortes femmes, pour la mettre sur une chaise, sur laquelle on l'approchait du feu, en faisant glisser la chaise. Trois fois on avait essayé de la saigner à cause de l'état léthargique où elle se trouvait, mais à chaque fois il fut impossible d'ouvrir la veine à cause de la quantité de graisse dont elle était enveloppée. Sa nourriture était prise principalement parmi les végétaux et la pâtisserie ; mais elle buvait constamment du lait et de l'eau, qu'elle évacuait presque aussitôt qu'elle les avait bus, incommodité qui, se répétant tous les trois quarts d'heure, ne lui permettait jamais de dormir davantage. Elle mourut subitement. Sa grosseur, ayant été mesurée, donnait trois pieds de circonférence.

Elle laissa trois enfans tous également enclins à devenir gras.

Il se trouve encore à Cambridge une femme de la dernière classe du peuple, qui est d'une taille petite et qui pèse deux cents quatre-vingts livres ; elle a trente ans environ, et a à peu près les mêmes dimensions qu'elle avait à l'âge de vingt-deux ans.

Au mois de mars 1787, mourut suffoquée par la graisse, dans la maison de sa mère Highbury, madame Wilkilson, unique sœur du dernier M. Joseph Garsed, et épouse de M. W[1].

Je vais maintenant citer des cas d'obésité remarqués chez des personnes encore jeunes.

M. J. Rogers de Watford, à l'âge de dix-huit ans, pesait trois cent trente-six livres, ce qui surpasse le poids de M. Bright, qui ne pesait pas autant avant d'être parvenu à sa vingtième année.

Aux environs de Congleton, dans le comté de Stafford, mourut dernièrement un garçon qui à l'âge de seize ans pesait deux cent vingt-quatre livres; il mourut avant d'avoir atteint sa dix-huitième année.

A l'université de Cambridge, il y a quelques années, étaient quelques jeunes gens, qui mériteraient d'être cités ici; et il s'y trouve maintenant un étudiant

---

[1] *Les autres cas diffèrent peu de ceux-ci, nous nous dispenserons de les traduire.*

pesant deux cent quatre-vingts livres, qui n'est âgé que de vingt ans [1].

On pourrait produire de pareils exemples d'obésité chez les enfans. L'année 1780, un phénomène en ce genre était montré au public, dans la personne de Thomas Hills Everitt. Il n'était pas gros d'une manière remarquable lorsqu'il naquit; mais, âgé de six semaines, il commença à augmenter rapidement, et parvint à de très-fortes dimensions avant sa mort, qui l'enleva à l'âge de huit mois. Voici quelles étaient ses dimensions lorsqu'il mourut. Taille, trois pieds neufs pouces, pourtour de la poitrine, deux pieds six pouces; pourtour des hanches, trois pieds un pouce; pourtour des cuisses, un pied deux pouces; des jambes, même mesure; des bras, neuf pouces et demi, du poignet, neuf pouces.

---

[1] *Nous ne citons pas les autres cas.*

J'ai vu, il y a environ douze ans, un autre cas aussi curieux chez un enfant appelé Charles Pitter. Il était âgé de six ans et avait trois pieds onze pouces de circonférence, deux pieds quatre pouces autour des cuisses ; un pied sept pouces autour des genoux, même mesure au gras de la jambe, et un pied deux pouces autour du bras. Il avait presque autant de circonférence que de hauteur, car sa taille n'allait pas à quatre pieds.

Isaac Butterfield, né à Keightley, près de Leeds, le 20 février 1781, était montré au public à Spring-Garden. En novembre 1782, il avait trois pieds de hauteur, treize pouces autour des bras; deux pieds deux pouces autour des cuisses ; seize pouces d'une épaule à l'autre, et pesait près de cent livres. Il mourut le 1er février 1783 [1].

---

[1] Nous supprimons encore une douzaine de cas

Avant de conclure (dit l'auteur), je relaterai un cas intéressant d'une fatale accumulation de graisse au voisinage du cœur, qui m'a été communiquée par M. White, médecin à l'hôpital de Westminster.

Le sujet qui fut l'objet de cette observation n'était autre que le célèbre Brian Higgius, si connu comme un des premiers réformateurs de la chimie moderne en Angleterre. Les symptômes immédiats, qui ne précédèrent sa mort que de douze heures, n'était qu'une indisposition vague au péricarde.

Il se prescrivit une saignée et un vésicatoire sur le sternum. La saignée présenta une surface bouffie ; il se mit au lit à dix heures, se plaignant encore d'oppression à

---

d'obésité chez les enfans, qui, à peu de chose près, ne sont que la répétition des autres déjà précités. *(Note du traduct.)*

la poitrine. Après y être resté environ une heure, sa femme fut réveillée par des râle-mens, qui étaient survenus chez lui et qui augmentaient d'intensité par la difficulté qu'il avait à respirer. Il avait encore tout le sentiment , mais il avait perdu la parole ; et il mourut en quelques minutes, évidemment faute de respiration. Il s'était souvent plaint à des confrères, ses amis, d'un sentiment de malaise et d'oppression aux environs du cœur; ce qui leur avait fait soupçonner un hydropéricarde. Néanmoins jamais les symptômes n'avaient été alarmans et ne lui avaient jamais fait garder le lit. Le matin du jour qu'il mourut, il était sorti de chez lui, et était rentré, se plaignant d'un sentiment d'oppression qui allait croissant. C'était un homme qui avait sans doute de l'embonpoint, mais non à se faire remarquer.

Après sa mort, on fit l'autopsie du corps,

et on trouva un cas des plus remarquables qu'on ait jamais vus, de l'accumulation de la graisse. La division des parois thoraciques et abdominales présentait au moins deux pouces d'épaisseur de graisse recouvrant les muscles. Ces derniers étaient petits, et avaient une texture relâchée, mollasse, graisseuse, comme s'ils avaient été trempés dans de l'huile. La partie du péritoine qui était au dessous, présentait une apparence qui n'était pas ordinaire. Sa duplicature était séparée de l'abdomen par un intervalle qui contenait une grande quantité de graisse, et qui recouvrait toute la région épigastrique. Lorsqu'on eut ouvert l'abdomen, il se présenta une énorme épiploon, qui avait beaucoup l'apparence de ceux des porcs de Smithfield, lorsqu'on les a ouverts. Sa partie supérieure avait au moins trois pouces d'épaisseur; et en remontant vers le sternum, il présentait une couche de graisse, dans laquelle allait se perdre l'arc du colon. Toute la masse intestinale était chargée et revêtue d'une graisse très-épaisse. Si on excepte quelques petits graviers trouvés dans la vessie, tout le reste, chez lui, était dans l'état naturel.

A l'ouverture du thorax, on trouva les poumons en bon état; seulement ils étaient comprimés par un cœur volumineux; et la cavité thoracique avait été beaucoup diminuée par la graisse contenue dans l'abdomen qui avait refoulé le diaphragme.

A l'ouverture du péricarde, on trouva une forte masse de graisse, qui avait recouvert le cœur d'une couche profonde. On ne pouvait apercevoir aucune de ses parties musculaires qu'en déchirant cette couche; et les fibres de cet organe étaient très-irrégulières dans leur texture à cause des irrégularités de la circulation. Cette cavité n'offrait point d'altération morbide;

il n'y avait point de liquide ni dans le péricarde ni dans la poitrine.

Là, je bornerai cette collection de faits variés à laquelle ont contribué des lectures nombreuses, une correspondance médicale et mes observations personnelles.

Dans la plupart des cas, nous n'avons fait que répéter ce qu'on nous a dit. Dans quelques uns, on n'a dit que ce qui était nécessaire pour rendre les faits authentiques. Quant aux autres, nous avons donné une histoire plus explicite, vu qu'ils étaient garantis et par les journaux et par notre autorité privée.

Si le total de l'ouvrage finit avec moins de gravité que le sujet semble le demander, je pourrais me justifier en alléguant les différentes sources où il m'a fallu puiser, et les circonstances où j'ai commencé d'écrire, circonstances qui me rappellent le souvenir d'une vieille amitié, et qui, sous ce rapport, me sont douloureuses, parce qu'elles rappellent à ma mémoire un ami que j'ai perdu pour qui j'avais d'abord entrepris cet essai, et à la mémoire de qui ces lignes sont dédiées, comme un tribut d'amitié et d'estime.

APPENDICE

DU TRADUCTEUR.

———⟨❀⟩———

C'était vers l'an 1810 que notre confrère d'outre mer écrivait les lignes dont nous venons de donner la traduction. Mais depuis cette époque jusqu'à nos jours, la médecine n'est pas restée stationnaire, et, comme la chimie et la chirurgie, elle aussi a fait ses progrès. Elle s'est débarrassée de la plupart de ces belles théories qui n'éclairaient ses pas que d'un jour éphémère, pour s'appuyer sur des faits , qui sont pour toutes les sciences une base éternelle et durable. La chimie est venue lui prêter son secours, l'éclairer dans ses moyens curatifs et lui révéler des mystères dont elle soupçonnait autrefois l'existence sans la connaître.

C'est dans cette marche que nous allons tâcher de la suivre , et les réflexions que nous ferons sur les causes , les dangers de l'embonpoint , sur les traitemens préconisés par les anciens, dont il n'a pas été question dans l'ouvrage de M. Wadd, ceux qu'on pourrait mettre en usage, ceux qu'on doit rejeter , les faits que nous avons observés depuis trois ans que nous suivons cette spécialité , et que nous mettrons à l'appui de ces réflexions, pourront être regardées comme le complément de cet ouvrage.

Mais pour jeter plus de clarté sur cette
marche, voyons auparavant la nature de la
graisse d'après les sévères analyses auxquel-
les elle a été soumise par les premiers chimistes de notre époque : et peut-être qu'en
connaissant bien sa nature, nous nous
approcherons davantage des moyens qui
pourront s'opposer à sa formation, ou qui
pourront délivrer le corps de celle qui s'y
sera déjà formée.

La graisse de l'homme (car c'est d'elle
seule qu'il sera question ici), a pour élé-
mens de composition, l'oxygène, l'hydro-
gène et le carbone. Elle n'est point un
principe immédiat comme on l'avait pensé
avant les savantes analyses de M. Chevreul.
Ce célèbre chimiste, non content de démontrer cette erreur, a prouvé que la graisse
était constamment formée de stéarine, d'o-
leine, de phocénine. Il a fait voir encore que
de la réaction de la graisse sur les alkalis,

il résultait des gaz hydracides, qui prennent rang parmi les principes immédiats, et qui sont : les acides stéariques, margariques, oléiques, butyriques, capriques, phocéiques et hirciques. Quant à sa forme, d'après les expériences de M. Lecanu, elle affecte celle de l'amidon.

Elle est inodore, fluide à 15° et fusible à 40°. Elle se dissout dans 40 fois son poids d'alcool, et est décomposée par la potasse, la soude, la baryte, la strontiane, l'oxide de zinc, le protoxide de plomb, de la magnésie, de l'ammoniac (Thénard).

Le soufre et le phosphore se dissolvent dans la graisse ; l'iode et le chlore s'emparent de son oxygène et passent à l'état d'acide (Orfila).

La graisse est à peu de chose près de la même nature que l'huile, ou plutôt, disons mieux, c'est une huile condensée, moins fluide que l'huile elle-même. Cette assertion est appuyée sur les expériences que fit le docteur Evrard en Angleterre, et dont il est question à la page 83 de cet ouvrage. Personne n'ignore d'ailleurs qu'avec la graisse des poissons on fait de l'huile qui réunit toutes les qualités de l'huile végétale.

Telle était la manière de voir, dans des temps plus reculés, comme on pourra le voir dans le passage suivant de Fernelius, qui n'est que l'émission du sentiment en ce sujet des médecins de son époque ; il dit en parlant des obèses : « que chez eux la matière grasse et *oléagineuse* qui se trouve mêlée aux humeurs, est produite en trop grande quantité pour qu'elle puisse se dissiper par la transpiration cutanée ou une chaleur artificielle. » (*In universâ medicâ*, liber I, *caput* XV, *p.* 43.)

Mais toute espèce de doute sur cette identité sera levée, lorsqu'on aura jeté les yeux

sur ce passage de Berzélius , qui parle lui-
même d'après M. Chevreul; » du reste, **dit-il,**
»la graisse animale se comporte à la distilla-
»tion sèche à l'air avec l'eau, l'alcool, l'éther,
»les alkalis et les acides, d'une manière tel-
»lement analogue à celle des huiles végéta-
»les, que tout ce qui a été dit ailleurs de ces
»dernières , peut également s'appliquer à
»elle. Presque toutes ces connaissances po-
» sitives sur ce sujet sont le fruit d'un excel-
»lent travail de M. Chevreul. » (Berzélius ,
Chimie animale.)

Ces notions préliminaires nous seront d'une
grande utilité pour nous rendre compte
du mode d'action des substances que **nous**
conseillerons dans le traitement ; car c'est
parmi elles que nous prendrons une partie
des moyens pour combattre l'obésité.

En résumé, la graisse est une substance
composée de matière oléagineuse qui se dépose dans les membranes adipeuses , dans

celle surtout où la vie est moins active,
Dans l'état ordinaire elle se trouve dans les
rapports d'un vingtième avec le poids total
du corps et elle est susceptible de changer
par la réaction de certaines substances.

CAUSES DE L'EMBONPOINT.

Voyons maintenant quelles sont les causes de l'embonpoint. Nous n'en adoptons qu'une seule, la *faiblesse*. C'est elle que nous regarderons comme produisant à elle seule l'embonpoint, et en disant faiblesse, nous voulons dire défaut de vie , défaut d'énergie dans le corps, manque d'équilibre entre les sécrétions et les excrétions.

Sans doute, cette faiblesse sera elle-même produite par d'autres causes telles que le sommeil, une nourriture succulente, celles signalées déjà dans l'ouvrage de

M. Wadd ; mais ces dernières causes souvent incertaines dans les effets dont il est ici question, seront, pour ainsi dire, des sentiers aboutissant à une route commune dont le terme est l'embonpoint.

Mais voyons jusqu'à quel point nous sommes fondés pour regarder la faiblesse comme cause de l'obésité , et en cela , consultons l'expérience de tous les jours.

M. Wadd a avancé que l'on voyait l'embonpoint se développer à la suite des traitemens par le mercure, et il a ajouté qu'on pourrait regarder cette substance comme un spécifique pour faire engraisser. En cela nous sommes bien loin de voir les choses sous le même point de vue que notre confrère d'outre mer. A l'époque ou l'on faisait usage du mercure, cette substance était employée à des doses assez fortes pour déterminer une salivation très-abondante, parce que l'on était dans la persuasion que, sans cela, la guérison ne pouvait avoir lieu, erreur bien grande de laquelle est revenu tout le monde médical.

Cette salivation durant quelquefois des trente, des quarante jours, produisait journellement de deux à trois litres de salive, ce qui, joint à un régime assez sévère, devait nécessairement débiliter le corps, et amener une grande faiblesse; et c'est à la suite de cette faiblesse qu'on voyait paraître l'embonpoint. Aucun médecin n'ignore que le mercure, mal administré, peut produire la paralysie, la cachexie scorbutique, etc. , etc.

Faiblesse chez les enfans et les adultes.

La faiblesse est aussi déterminée par le sommeil soit chez les enfans soit chez les adultes.

Les enfans n'ont autant d'embonpoint que

parce que leurs organes, surtout dans les
premiers mois qui suivent la naissance,
n'étant encore que des instrumens passifs
de la vie, reçoivent beaucoup et émettent
fort peu. Les sécrétions sont très-abondan-
tes, et les excrétions faibles. Cet embonpoint se dissipe à mesure qu'ils sont suscep-
tibles de plus de mouvement, qu'ils acquièrent plus de force, et qu'ils font plus
d'exercice. Remarquons d'ailleurs que les
extrémités, qui sont les premiers organes
mis en mouvement, sont aussi les premiers à
être débarrassés de la graisse. Chez les jeunes
enfans qui commencent à marcher, on voit des
extrémités grêles, tandis que le ventre est
encore volumineux, par rapport aux autres
parties du corps. Ce volume est déterminé
par la congestion de la graisse, qui souvent
chez eux, amène le carreau, et dont on ne
peut les guérir, qu'en stimulant fortement la vie dans cette région, ou au moyen

d'une médication interne , ou encore par des linimens fortement excitans.

Chez les adultes, pendant le temps du sommeil, la circulation est lente et favorise le dépôt des matières graisseuses et oléagineuses entre les couches musculaires, dans les membranes , surtout dans les parties où la circulation est faible, comme au mésenter, à l'épiploon, et à la périphérie des membres. Pendant la veille, la circulation peut être comparée à un torrent qui entraîne dans son cours, les sables et les graviers, tandis que pendant le sommeil, c'est un fleuve paisible qui permet à ces derniers de se déposer dans son lit.

Lemnius (*De complexione*, lib. I) dit « que ceux qui s'adonnent à la bonne chère et qui dorment beaucoup, peuvent s'attendre à devenir gros, au point que le menton prenne point d'appui sur la poitrine. »

Le repos favorise aussi cette faiblesse.

Tout le monde sait que, plus le corps est exercé, plus il est robuste, plus la fibre se développe et se fortifie; de sorte que l'on pourrait dire que l'exercice favorise le développement de la fibre, et le repos celui de la graisse. L'armée d'Annibal aurait conservé toute son énergie militaire, sans le repos qu'elle prit à Capoue. Démosthène aurait toujours été faible de constitution sans ses exercices journaliers; et l'Arabe perdrait bientôt sa force et la prestesse de ses mouvemens, s'il cessait de parcourir le désert, et ressemblerait à l'Asiatique, qui, passant la majeure partie de sa vie couché sur ses tapis, met toute sa gloire à acquérir un énorme embonpoint.

TEMPÉRAMENS QUI PRÉDISPOSENT A L'EMBONPOINT.

Les tempéramens lymphatiques, et les tempéramens sanguins, sont les plus exposés à cette affection. L'école de Salerne a dit à l'égard des premiers : *Phlegma facit pingues*, et à l'égard des seconds : *Naturâ pingues isti sunt*. Quant à nous, nous pouvons dire que parmi le grand nombre de personnes obèses qui se sont présentées à nous pendant trois ans, nous avons rencontré rarement le tempérament sanguin, c'était presque toujours le tempérament lymphatique. Les premiers nous ont paru à l'égard des seconds, dans les rapports de deux à dix.

Hoffmann a dit : « Ceux chez qui il se forme une grande quantité de chyle, qui jouissent d'un tempérament lymphatique, qui font peu d'exercice, qui de plus jouissent d'une grande tranquillité d'âme, ne manquent pas de mettre de l'embonpoint (*in Med. syst.*, *caput* I, *lib.* I, *sect.* II).

C'est surtout à l'âge mûr que se rencontre cette tranquillité d'âme dont parle Hoffmann. A cette époque, l'homme placé sur un horizon plus élevé, voit déjà d'un œil indifférent les tracasseries de l'âge adulte ; il est affecté de moins de sensations, de moins de surprises, de moins de passions, parce que ces choses cessent de l'affecter du moment qu'elles n'ont plus pour lui le sentiment de la nouveauté. Ce calme de l'âme produit le calme du sommeil, pendant lequel les digestions se font sans gêne et sans trouble ; les sucs nutritifs sont élaborés en plus grande abondance, et dé-partis aux organes avec plus d'exactitude. Mais, eu égard à cette abondance, les ca-naux excréteurs se bouchent, et de là, une infinité de désordres dans l'économie.

Objection.

Selon vous, diront peut-être quelques personnes, un excès de vie constituera un excès de faiblesse. Je voudrais pouvoir dire qu'un excès de vie donne un excès de forces, mais l'expérience nous démontre tout le contraire. Un levier d'une excessive longueur est impuissant, ou plutôt ne serait qu'un nouveau poids ajouté à celui qu'on voudrait faire mouvoir, en se servant de lui. Pourrait-on faire croître plus vigoureusement une plante, parce qu'on la tiendrait inondée? il est donc de justes proportions en toutes choses. Quand la vie dans le corps de l'homme est-elle plus active, si ce n'est dans certains cas de fièvre qui se terminent par une mort subite? Le vieux proverbe que l'excès est nuisible en tout, est surtout applicable à l'économie physique de l'homme.

OPINION DES ANCIENS
SUR LA FAIBLESSE CAUSANT L'EMBONPOINT.

Du reste, cette manière d'envisager la fai

blesse comme cause de l'embonpoint, n'est
pas nouvelle, et nous partageons notre opinion avec Sanctorius (voir *in Medicinâ sta-
ticâ*), avec Fernelius (*in Universâ medicinâ,*
lib. I, caput xv, p. 43), avec Stenzelius,
Ehrlich, Hoffmann, Ludowic (voir leurs
Traités sur l'obésité).

Mais nous devons dire que les opinions
des anciens cessent d'avoir du poids, si elles
ne sont pas soutenues par l'expérience.
C'est elle qui nous a déterminé à épouser
cette opinion; car, nous étant informé auprès des personnes qui se sont présentées à
nous pour se faire traiter, nous n'avons fait
que nous confirmer dans cette manière de
voir, en apprenant que cette affection s'é-
tait développée presque toujours à la suite
de maladies chroniques, de couches longues et laborieuses, de la disparition du
flux mensuel, de grandes pertes, etc. Nous
avons été porté à les en croire, d'autant

plus volontiers, qu'elles avaient intérêt à nous dire la vérité, vu que d'elle dépendait en grande partie le succès du traitement.

Telles sont les causes qui, selon nous, amènent et favorisent la faiblesse, cause de l'embonpoint. Avant de parler des dangers auxquels sont exposés les obèses, il nous sera permis de citer ici deux exemples d'obésités monstrueuses recueillis, l'un par M. Dupuytren, et relaté au *Journal de médecine et de chirurgie de Corvisart*, t. XII, p. 262; l'autre par MM. Percy et Laurent, et cité au *Dictionnaire de médecine*, XVII vol., p. 366.

CAS D'OBÉSITÉ MONSTRUEUSE.

Madame Clay, qui fait le sujet de cette observation, avait, à l'âge de quarante-cinq ans, époque à laquelle elle succomba à une maladie de cœur, cinq pieds un pouce de

hauteur et cinq pieds deux pouces de circonférence, mesurée au niveau de l'ombilic.

Sa tête, petite pour le volume de son
corps, se perdait au milieu de deux énormes épaules entre lesquelles elle semblait
immobile. Son cou avait disparu et ne laissait, entre la tête et la poitrine, qu'un sillon
de plusieurs pouces de profondeur. Celle-ci
avait une circonférence et des dimensions
prodigieuses, dans quelque sens qu'on l'exa-
minât : en arrière, les épaules, soulevées
par la graisse, formaient deux larges reliefs.
De la partie antérieure pendaient deux mamelles de 28 pouces de circonférence à leur
base, et de 10 pouces de longueur à partir
de là jusqu'au mamelon, et qui retombaient
ensuite sur le ventre qu'elles recouvraient
jusqu'à l'ombilic. Sur ses côtés, le volume
de graisse, amassé sous les aisselles, tenait
les bras soulevés et écartés du corps. Le
ventre, séparé, en avant, de la poitrine

par un large et profond sillon, et surmonté
ainsi qu'on vient de le voir, n'était pas relativement aussi volumineux que la poitrine.
Ses parois, amincies par six grossesses, n'a-
vaient qu'une épaisseur médiocre, et son
volume paraissait tenir uniquement à celui
des viscères contenus. Mais les lombes
avaient deux pieds et demi de largeur, et les
hanches, pourvues d'un énorme embonpoint, et relevées jusque sur les côtés de la
poitrine, semblaient faites pour la soutenir
et fournir aux bras un point d'appui. Les
cuisses et les jambes, outre leur grosseur,
avaient pour caractère distinctif d'être
creusées, à de petites distances, par des sil-
lons circulaires et profonds, tels qu'on en
observe sur les cuisses et les jambes des
enfans bien nourris. Au milieu de ces dé-
formations, les membres supérieurs avaient
conservé leurs formes, leurs proportions

premières. Le poids total du corps n'est point indiqué.

Malgré cet excessif embonpoint et les altérations de formes et de proportions qui en étaient la suite, cette femme faisait tous les jours plus de deux milles pour aller à la porte de son église pour demander l'aumône et pour en revenir. Sa respiration était courte et gênée, à la vérité, surtout lorsqu'elle avait marché, mais elle n'éprouvait ni suffocations ni palpitations. Son appétit était très-grand, sa digestion très-bonne, son esprit vif et assez gai, malgré l'abjection et la misère dans lesquelles elle vivait.

Ce n'est qu'à quarante ans que commença la maladie de cœur à laquelle elle a succombé et qui se montra avec les symptômes ordinaires à ces affections. L'ouverture de son corps fournit les observations suivantes relatives à l'obésité : le tissu graisseux sous-cutané, mesuré sur la ligne médiane avait les épaisseurs suivantes, savoir :

Région antérieure, crâne 2 lignes, nez 1 ligne, menton 0, cœur 1 pouce 6 lignes, poitrine 2 pouces 6 lignes, abdomen 1 pouce, région pubienne 4 pouces.

Région postérieure, cœur 6 lignes, dos 2 pouces, lombes 2 pouces 6 lignes; *région sacrée*, partie supérieure 3 pouces, partie moyenne 1 pouce 6 lignes, région coccygienne 2 pouces.

Sur les côtés de la ligne médiane, pour la tête aux tempes 6 lignes, aux oreilles 0, aux paupières 0, sur les arcades zygomatiques 6 lignes.

Pour la face, parotides 2 lignes; l'épaisseur des joues 1 pouce 6 lignes;

Pour le bras : sur l'acromion 1 pouce 2 lignes, sur le trapèze 1 pouce 3 lignes, sur le grand dentelé 2 pouces; à l'insertion du deltoïde à l'humérus 1 pouce 6 lignes; à la partie postérieure du bras 2 pouces, antérieure 1 pouce; sur l'olécrane 3 lignes, à la circonférence de l'avant-bras 6 lignes, sur les doigts 2 lignes, à la paume de la main 6 lignes, aux mamelles 7 pouces de diamètre et 10 de long; à la hanche, 4 pouces; à la hauteur des trochenters, 3 pouces; à la partie inférieure de la cuisse, 1 pouce 6 lignes; à la partie moyenne extérieure de la jambe, 1 pouce 6 lignes; à la base externe du pied, 10 lignes; au centre de la fesse, 3 pouces; à la partie postérieure de la cuisse, 2 pouces; de la jambe supérieure, 1 pouce 6 lignes; inférieure, 2 pouces; à la plante du pied, talon 1 pouce, partie moyenne 10 lignes.

Le tissu cellulaire des parties indiquées offrait plusieurs nuances : 1° aux paupières et dans quelques autres endroits exempts de graisse, il contenait un peu de sérosité et paraissait d'un tissu très-délicat. 2° Au de-

vant des pubis sur les hanches, dans l'é-
paisseur des mamelles', etc., il formait des
pelotons de la grosseur d'une noix, et qui
semblaient s'être accrus dans tous les sens.
On trouvait, en les examinant avec soin,
la même structure que dans les paquets
graisseux ordinaires, seulement ils semblaient moins celluleux; mais la graisse ne
paraissait pas pour cela déposée dans des
cavités visibles, comme est la sérosité dans
les membranes qui l'exhalent. Dans d'autres points, comme sur la ligne médiane
de la poitrine, etc., le tissu cellulaire semblait ne s'être accru que dans un sens, et
les cellules allongées du sternum vers la
peau donnaient aux paquets graisseux une
apparence fusiforme très-remarquable.
4° Dans d'autres parties, comme au ventre,
aux fesses et ailleurs, ce tissu graisseux
avait une apparence fibreuse. 5° Enfin, en
continuant la dissection, on trouva dans

d'autres parties, autour de certains tendons,
un tissu cellulaire exempt de graisse et de
sérosité et très-remarquable par son exten-
sibilité et la facilité qu'il prêtait aux mou-
mens de ces parties.

Le tissu adipeux était beaucoup moins
abondant au dessous des aponévroses que
sous la peau. Il manquait absolument sous
l'aponévrose épicrânienne; mais aux membres supérieurs, sous l'aponévrose du bras
et de l'avant-bras, il formait une couche
épaisse de deux à trois lignes. Aux membres inférieurs, il avait un pouce à la partie
interne de la cuisse et il se réduisait à quelques lignes d'épaisseur à la jambe. Il en
existait des couches assez épaisses dans l'intervalles des muscles du tronc et de ceux
de la cuisse; mais elles étaient moindres
aux membres supérieurs. Dans certains
muscles, la graisse s'insinuait dans l'intervalle des faisceaux de fibres; cependant

nul d'entre eux ne paraissait avoir subi la transformation graisseuse.

Le tissu graisseux était très-abondant autour de toutes les membranes synoviales, mais surtout autour de celles du genou, du pied, du poignet, dans plusieurs desquelles il faisait saillie sous forme de languettes longues de plusieurs lignes. Parmi les membranes séreuses, il en est une autour de laquelle on n'en a pas trouvé un atome. Il n'en existait, ni dans le crâne, ni dans le canal vertébral, dans le tissu cellulaire qui unit l'arachnoïde à la pie-mère, et bien moins encore dans celui qui l'unit à la duremère. Il n'en existait pas non plus dans le feuillet séreux et le feuillet fibreux du péricarde ; mais on en trouvait une grande quantité à l'origine des gros vaisseaux, à la base et à la surface du cœur, dans les médiastins antérieur et postérieur. On en trouvait encore entre la plèvre et les parois

de la poitrine , et, ce qui est assez extraordinaire, c'est qu'il ne correspondait pas aux
espaces intercostaux, mais au corps des côtés, le long desquelles il formait une multi-
tude de languettes, parmi lesquelles on en
observait plusieurs , qui avaient un demi-
pouce de longueur. Les trois seuls points de
la surface du péritoine qui en fussent dé-
pourvus, étaient ceux par lesquels il touche
à la paroi antérieure de l'abdomen, au foie,
à la rate et à l'intestin grêle. On en trouvait partout ailleurs, comme entre le péritoine et la tunique musculaire de l'estomac, et du gros intestin , duquel en outre
on voyait naître des appendices graisseux
de deux pouces de longueur, et de trois
quarts de pouce de diamètre, dans l'épiploon gastro-hépatique et surtout dans l'é-
piploon gastro-colique, qui avait un pouce
d'épaisseur; dans le mésentère, qui en avait
près de deux, autour et au devant des reins

et de la vessie. Nulle part on n'en a rencontré entre les membranes muqueuses et les
parties osseuses, musculaires ou autres, aux-
quelles elles sont appliquées, non plus qu'entre les tuniques des artères. On n'a trouvé
aucun organe qui ait subi de transformation graisseuse, si ce n'est les mamelles,
dont le tissu glanduleux avait compléte-
ment disparu et avait été remplacé par de
la graisse. Les muscles, quoique pénétrés
par elle en certains points, n'avaient
perdu ni leur couleur ni leur caractère; il
semblait même qu'indépendamment de
leur augmentation de volume, par l'insi-
nuation de la graisse dans l'intervalle de
leur fibre, ils avaient subi un véritable
accroissement de tissu, comme si la nature
avait voulu proportionner leur force à la
masse qu'ils avaient à mouvoir. »

AUTRE CAS
RECUEILLI PAR MM. PERCY ET LAURENT.

Ce cas est celui d'une jeune allemande qu'on voyait à Paris, et qui à l'âge de vingt ans , pesait quatre cent cinquante livres. Elle pesait treize livres à sa naissance, quarante-deux à six mois et cent cinquante à quatre ans. A l'âge de six ans , elle portait sa mère, et annonçait un très grand développement dans la taille et les forces physiques. Lorsque les médecins, nommés plus haut, la virent, elle avait cinq pieds cinq pouces de hauteur et autant de circonférence, mesurée autour du bassin. Ses bras avaient dix-huit pouces de circonférence, et la graisse y formait des bourrelets comme on en remarque aux cuisses des enfans très-gras. Elle était très-sensible au froid. Elle pouvait porter de chaque main un poids de deux cent cinquante livres, paraissait assez agile et marchait pendant une heure sans avoir besoin de se reposer. Elle avait la respiration courte et difficile quand elle montait un escalier. Elle mangeait beaucoup de laitage pendant son enfance, et depuis plusieurs années, elle ne consommait pas plus d'alimens qu'une personne ordinaire. Elle buvait beaucoup de thé.

DANGERS AUXQUELS EXPOSENT L'EMBONPOINT.

« Tous les hommes, dit Cicéron (*Tuscul.*), sont sujets à la douleur et aux maladies, mais parmi eux, il s'en trouve qui ont plus de tendance à contracter des maladies et à mourir subitement que d'autres. »

Nous en avons une preuve malheureusement trop fréquente dans les personnes ayant de l'embonpoint.

« Les obèses, dit Ehrlich (*Dissertatio de obesorum ad morbos et mortem proclivitate*), ont cette funeste tendance , et , quoiqu'ils aient tous les dehors d'une santé parfaite , ils doivent se tenir sur leur garde à cause de cette prédisposition qui, chez eux, est un véritable foyer de maladies. »

La graisse, avons-nous dit, se congestionne en plus grande quantité là ou la vie et le mouvement sont faibles, comme à l'abdomen, à la poitrine.

C'est dans ces organes que la graisse se dépose d'abord , avant d'envahir les autres. Le dépôt se fait d'une manière lente et insensible, et bien souvent, les personnes se faisant illusion sur leur état, ne s'aperçoivent de l'embonpoint que lorsqu'elles éprouvent de la somnolence et des suffocations. Mais à cette époque, on est porté à croire, qu'on est plus gras qu'on ne le suppose, même à en juger par les apparences. Il est vrai qu'on peut juger jusqu'à un certain point de la quantité de graisse, contenue dans la cavité abdominale; car ses parois, étant élastiques, se dilatent en proportion de celle qui s'y accumule. Mais comment juger de la graisse contenue dans la poitrine. Cette cavité, bornée par les côtes, n'est pas susceptible de dilatation comme l'abdomen; et lors même qu'elle est parvenue à son maximum de dilatation, elle ne peut nous faire présumer à quel degré de condensation la graisse s'y trouve contenue. Le danger est d'autant plus grand qu'il est plus caché, et c'est l'état dans lequel se trouvait le médecin qui fut enlevé par une mort subite, et dont il a été question à la page 144 de cet ouvrage.

Une maladie qui chez une personne de complexion ordinaire cède facilement aux moyens mis en usage pour la combattre, acquiert des caractères de gravité chez les obèses et résiste souvent aux moyens par lesquels on l'attaque ; il ne faut qu'être médecin pour être convaincu de cette vérité.

A l'appui de cette opinion, nous citerons le célèbre Hoffmann (*Méd. syst.*, *p.* 1 ; *lib. II, caput XI, p.* 434). « Les obèses, dit-il, chez qui il se fait une grande accumulation de sérosité et de sang, sont extrêmement enclins aux maladies ; éprouvent de grands dérangemens qui sont déterminés par les troubles de l'esprit et par les agens extérieurs, tels que le froid et la chaleur ; s'ils contractent une maladie quelconque, ils ont de la peine à en revenir. »

Albert professe la même opinion (*in Dissertatione de torturæ subjectis*). « Les personnes, dit-il, qui ont de l'embonpoint, quoiqu'elles paraissent saines, et avoir la force des athlètes, sont cependant exposées à des maladies subites et compliquées. »

Avicenne (*Sept. quart. tract. 4 cap. 5*), dit : « La mort foudroie les personnes qui ont de l'embonpoint, surtout celles qui ont de la tendance à cette maladie dès le bas âge ; car celles-ci sont très-exposées à l'apoplexie et à la paralysie. »

Celse dit encore (*lib. II, cap. I*), « les obèses succombent la plupart du temps à des maladies aiguës, ou meurent de suffocation. »

Heurnius, s'exprime ainsi (page 146) : « lorsque les obèses ont contracté une maladie, ils en reviennent difficilement, à cause de la faiblesse de la chaleur naturelle, de la densité du corps et de l'exiguité des veines : de là vient aussi que chez eux les sucs s'altèrent facilement. »

Junker(*in Consp. med. theo.-pract., tab.* II, *p.* 12) dit : « Un trop grand embonpoint fait de la vie un fardeau, et donne un grand penchant vers les maladies. »

Steegius (*in Arte med.*, *lib.* III, *cap.* I, *p.* 90), dit: « Le corps des obèses, quoique ayant les apparences de la santé, est si faible, qu'il tombe souvent malade. »

Les enfans sont aussi exposés aux mêmes inconvéniens, lorsque l'embonpoint dépasse certaines bornes, et à cette occasion, Nenterus dit (*in Fund. med. theo.-pract.*, *tom.* II, tub. CXXXIX, p. 544), « que les enfans dans l'état d'obésité courent de plus grands dangers, que ceux qui sont dans des proportions ordinaires.

Enfin pour grouper en un seul point de vue toutes les autres maladies qui, d'après les auteurs anciens, sont le triste cortége de l'embonpoint, nous citerons les inflammations, les fièvres catarrhales, la scarlatine, le coryza, la gravelle, l'ophthalmie, la cé-

phalalgie [1], l'asthme, les suffocations [2], la
stérilité [3]. L'obstacle à la guérison des autres maladies [4], les polypes [5].

Il existe une prévention contre les personnes qui ont de l'embonpoint ; c'est de
les regarder comme un peu disgraciées de
la nature du côté des facultés intellectuelles.
C'est sans doute ainsi dans la majorité des
cas. L'âme paraît toute occupée des besoins
du corps dont le service lui donne beaucoup
de peine; elle n'est d'ailleurs pas bien servie
par les organes destinés à transmettre ses

---

[1] *Ehrlich (dissertatio de obesorum ad morbos
et mortem proclivitate.*

[2] *Scambergerus de respiratione læsâ,* § XXXI.

[3] Santeul, *Obésis rarior soboles.*

[4] *Fernelius ia jurisprudentiâ medicâ,* lib. III,
cap. IV, pag. 360.

[5] *Coschw,* pag. 113.

volitions. Mais nous devons ajouter que cette règle, si toutefois on en peut faire une, souffre des exceptions très-nombreuses, et nous pourrions citer Denys d'Héraclée, le grand Pompée, Christophe Fulcovère, Guillaume-le-Conquérant, David Hume, le général Dessaix et Napoléon, qui n'étaient assurément pas des hommes médiocres.

Quant à nous, nous pouvons assurer que dans le grand nombre des personnes qui se sont présentées à nous, nous avons eu occasion d'observer que plusieurs d'entre elles avaient beaucoup d'esprit, de gaité et d'amabilité dans le caractère.

TRAITEMENS DE L'EMBONPOINT.

Il n'est peut-être pas de maladie dont les médecins se soient moins occupés, surtout en France; et c'est cependant l'une de celles qui auraient dû réclamer le plus leur attention , puisqu'en la guérissant , ils en prévenaient une foule d'autres. Les médecins anglais et allemands ont plus travaillé cette matière , et la raison en est, que chez eux les cas d'obésité sont plus fréquens, que par conséquent , les cas de maladies et de désordres qui en résultent sont plus multipliés.

Ce n'est pas que les médecins français, et même ceux des nations étrangères , n'aient senti le besoin d'étudier cette maladie; mais, il faut le dire, ils n'ont pas été encouragés dans leurs recherches à ce sujet, soit parce que les anciens , qui n'avaient pas le flambeau de la chimie, avaient le plus souvent échoué dans celles qu'ils avaient faites eux-mêmes , soit qu'ils n'eussent pas examiné par la méthode analytique le préjugé où des traitemens infructueux ou mal dirigés, avaient jeté les anciens , *qu'on ne pouvait guérir cette maladie sans porter atteinte à la santé*. Il faut ajouter encore que tout semble paralyser le zèle que les médecins auraient pu avoir dans le cas dont il s'agit ici.

D'abord les personnes atteintes de cette affection, conservant les dehors d'une bonne santé, ne se présentent pas pour se faire traiter; les hommes, parce qu'étant, par leur caractère et leur constitution, endurcis à la douleur, ils ne font guère attention à une maladie qui les mine sourdement, et qu'ils attribuent volontiers à d'autres causes qu'à l'embonpoint, les étouffemens, les suffocations, les céphalalgies, etc., et que, de plus, tenaces dans leurs goûts et leurs habitudes, surtout celles de la table, ils craignent une prescription de médecin.

Pour les dames, c'est un autre motif qui les retient. Elles voudraient maigrir à l'insu de tout le monde et du médecin lui-même. Elles craignent qu'on ne les soupçonne de coquetterie, si leurs connaissances apprennent que c'est à l'art et non à la nature qu'elles doivent leur amaigrissement, et alors plus de mérite à leurs yeux d'avoir une belle taille et la beauté des formes. Elles seraient plus encouragées à entreprendre un traitement qui leur serait avantageux sous tous les rapports physiques, hygiéniques, si elles faisaient attention que l'honneur, ses sermens, font une loi au médecin de garder le secret le plus grand et le plus absolu sur les maladies de ses cliens et même sur leurs noms.

Quant aux médecins qui pensent qu'on ne peut guérir l'embonpoint sans porter préjudice à la santé, et qui détournent leurs cliens de se faire traiter, ils donnent pour raisons que, dans beaucoup de cas, les traitemens ont amené des suites fâcheuses.

Quant à cela, s'il y avait à courir la moindre chance désavantageuse, nous donnerions le même avis aux personnes qui nous consulteraient; mais, de ce que certains moyens ont été nuisibles peut-être, parce qu'ils ont été mal employés, s'ensuit-il de là qu'il n'en existe pas qui soient tout à la fois efficaces et innocens, ou qu'il est impossible d'en trouver? Il fut un temps où on regardait les goîtres comme incurables, et cependant l'expérience nous fait voir que ces maladies guérissent quelquefois comme par enchantement par une médication d'iode.

Disons-le hautement; puisque la médecine a des moyens pour résoudre des tumeurs dont la consistance est d'une nature plus dense et plus solide que la matière graisseuse, le goître, par exemple, et les exostoses, à plus forte raison pourra-t-elle avoir des moyens de résoudre la graisse, matière plus fluide et moins adhérente aux parties où elle se trouve.

Disons encore que les cas d'insuccés

dans ce traitement ont toujours eu beaucoup de retentissement, tandis que les cas de succès sont tenus secrets, soit par les personnes guéries, soit par le médecin, à qui sa profession fait un devoir de garder le silence.

Aussi nous prions les personnes qui voudraient se mettre au traitement, et qui, à ce sujet, éprouveraient quelques craintes, de nous mettre en rapport avec leurs médecins. Nous nous ferons un plaisir de leur fournir toutes les indications que nos recherches et l'expérience nous ont mis à même d'apprécier, pour qu'ils puissent suivre eux-mêmes, avec succès, un traitement chez ces personnes.

M. Wadd, dans son ouvrage, a donné les traitemens prescrits par les docteurs de son époque, et a omis la plupart de ceux que faisaient suivre les anciens : nous allons les citer ici d'une manière très-suceincte , vu qu'ils diffèrent peu de ceux qui ont été déjà cités; et ils seront le complément de tous les modes de traitement employés jusqu'à ce jour.

Nous mettrons à la suite celui que nous avons fait suivre nous-même avec un succès constant depuis trois ans.

TRAITEMENT PAR LES AUTEURS ANCIENS.

Junker, Hoffmann, Steuzelius, prescrivirent le traitement auquel le docteur Wadd semble donner la préférence ; c'est-à-dire la diète et l'exercice.

TRAITEMENT PAR GALIEN.

Galien a conseillé de fréquens purgatifs, dans lesquels il faisait entrer une forte décoction de gaïac et de salsepareille ; ailleurs, le même médecin ajoute qu'il a guéri, dans un très-court espace de temps, un jeune homme avec de la thériaque. Nous pensons que ces modes de traitement, prescrits conjointement, peuvent être couronnes de succès : seulement nous réduirions le nombre des purgatifs.

TRAITEMENT PAR ALBUCASIS ET PAUL D'ÉGINE.

Ces médecins ont conseillé les opérations chirurgicales pour enlever la graisse tant à la gorge qu'aux autres organes extérieurs. Mais tous nos lecteurs, ceux surtout qui sont intéressés à ceci, ont déjà rejeté un traitement qui est pire que le mal lui-même; et je crois que nous sommes en droit de croire qu'ils n'ont trouvé personne qui ait consenti à se faire traiter par cette méthode.

TRAITEMENT PAR CÆLIUS AURÉLIANUS.

Cet auteur a conseillé les frictions; il voulait qu'elles fussent faites de manière à irriter la peau, et qu'elles durassent plusieurs heures; il assure avoir obtenu des guérisons par ce moyen, qui, par nous, est regardé comme insuffisant.

TRAITEMENT CHEZ LES SPARTIATES.

Chez les Spartiates, qui avaient besoin d'hommes actifs et propres à la guerre, l'embonpoint était un déshonneur, parce que cet état emportait avec lui l'idée de nonchalance et de faiblesse. Les personnes qui avaient de la tendance à cette maladie, étaient soumises, par ordre des éphores, au traitement par les frictions; dans quelques cas même, ils exigeaient qu'elles fussent battues de verges. (*Æliani*, *Hist. lib.* XIV, *cap.* 7.)

TRAITEMENT PAR LES RELIGIEUSES.

Dans certains couvens de religieuses, où une gorge grasse et développée était regardée comme un scandale, on a employé, pour obtenir l'amaigrissement, des cataplasmes dans lesquels il entrait de la terre sigillée, un peu de chaux, de suc de persil et des blancs d'œufs; ce mode de traitement peut avoir été suivi de bons résultats.

TRAITEMENT PAR LES MOINES.

Il nous a été dit, et nous croyons même avoir lu, sans toutefois vouloir garantir l'authenticité des faits, que dans certains couvens d'hommes, on avait adopté un singulier mode de traitement pour faire maigrir les moines qui étaient trop gras. On enfermait, pendant quinze à vingt jours, dans une chambre à plafond élevé, le moine qui avait de l'embonpoint. Pendant ce temps, on ne lui apportait que de l'eau. Du milieu du plafond, pendait attaché par une corde un gros pain qui devait le nourrir, et qu'on renouvelait au besoin. Le moine n'avait d'autre nourriture que les miettes, qu'il pouvait détacher du pain en le frappant avec un mauvais sabre, qu'on lui laissait, et auquel il ne pouvait atteindre, qu'en faisant un grand saut. On voit que ce traitement n'est autre chose que la diète et l'exercice ; mais il faut convenir que l'un et l'autre étaient bien sévères.

D'autres auteurs ont prôné le poivre, le sel d'absynthe, le suc de citron, les vésicatoires, et assurent en avoir retiré de bons résultats.

C'est là, à peu près, tout ce qui a été dit concernant le traitement de l'obésité; tout ce que nous pourrions ajouter rentrerait dans ce qui a été dit par M. Wadd; reste maintenant à donner le traitement que nous avons fait suivre nous-même avec les succès les plus heureux.

TRAITEMENT POUR PRÉVENIR ET COMBATTRE L'EMBONPOINT.

Nous avons fait remarquer plus haut, avec l'école de Salerne, qu'il y a deux tempéramens avec lesquels on est susceptible d'acquérir de l'embonpoint, le tempérament lymphatique et le tempérament sanguin.

Chacun de ces tempéramens nous paraît devoir exiger un traitement à part. Chacun d'eux se composera d'un régime et d'une médication qui ne pourront être applicables à ces tempéramens indistinctement.

Dans l'un et l'autre cas, on aura pour but d'augmenter les sécrétions, en donnant plus de vie au corps, et d'empêcher la formation de la graisse, en prescrivant les alimens qui peuvent en favoriser la production; ce sont là les premières indications à remplir envers une personne, se présentant pour se faire traiter.

A la page 154 nous avons vu que, d'après M. Thénard et M. Orfila, avec qui, sur ce point, tous les autres chimistes les plus célèbres sont d'accord, que la graisse se dissout dans 40 fois son volume d'alcool, qu'elle est décomposée par la potasse, la soude, etc., et qu'elle fait passer à l'état d'acides l'iode, le chlore et le phosphore; c'est à quelques unes de ces substances que nous aurons recours pour remplir la première indication , et c'est par un régime convenable au tempérament que nous remplirons la seconde.

MÉDICATION POUR LE TEMPÉRAMENT LYMPHATIQUE.

Par tempérament lymphatique nous entendons, avec le savant M. Hallé , celui où l'excès du système lymphatique prédomine sur le sanguin.

Notre but , dans la médication, sera de corriger ce tempérament, en établissant l'équilibre entre ce système et le système sanguin, ou, en d'autres termes, de diminuer la quantité de la lymphe et d'augmenter celle du sang. C'est de ce défaut d'équilibre entre les deux systèmes que provient la faiblesse qui amène l'embonpoint.

Médication à l'intérieur.

Nous prescrivons à ces personnes les préparations martiales avec le sulfate de quinine à hautes doses, en les proportionnant toutefois à l'âge, au sexe, et à l'embonpoint de chaque personne, et ne manquant pas d'élever graduellement les doses à mesure qu'on avance dans le traitement.

Médication à l'extérieur.

Dans le but de saponifier la graisse et de lui donner plus de fluidité, nous prescrivons des frictions, principalement aux endroits où la graisse prédomine par exemple à la poitrine, sous les aiselles, où les pores absorbent beaucoup, avec un liniment composé de vinaigre scillitique d'hydriodate de potasse, ou bien encore par l'hydriodate de potasse dissous dans l'alcool. Ces frictions doivent être faites deux fois par jour et durer chacune une demi-heure.

On voit que ce traitement n'est qu'un composé de la plupart des substances qui ont été le plus recommandées dans les autres traitemens, et de l'emploi desquelles on avait obtenu de grands succès; c'est ce qu'on a dû remarquer dans les différens traitemens cités dans l'ouvrage de M. Wadd.

Nous ne saurions trop recommander de se faire électriser. L'électricité favorise beaucoup la décomposition de la graisse; mais nous sentons que ce moyen n'est pas à la commodité de tout le monde; aussi il n'est pas indispensable. Nous pouvons électriser les personnes qui viennent nous consulter.

Si le tempérament lymphatique est nuancé de manière à laisser entrevoir des soupçons de scrofule, nous prescrivons l'iode en place des préparations martiales, et quelquefois nous remplaçons de dix jours en dix jours ces substances l'une par l'autre. De plus, nous recommandons, dans certains cas d'embonpoint bien prononcé, des demi-lavemens avec une dissolution de savon, dans le but d'empêcher la formation de la graisse ou de saponifier celle qui se trouve contenue dans cette partie du canal intestinal[1].

Nous avons conseillé encore de prendre, au choix du docteur du malade, un doux purgatif tous les quinze jours, dans le but de nettoyer le canal intestinal de la matière adipo-séreuse, qui chez les obèses s'y trouve en grande quantité et qui pourrait s'opposer à l'absorption des substances médicinales.

---

[1] *Voyez* ce qui a été dit page 82 relativement à cette partie du canal intestinal.

9.

On pourrait joindre à ces moyens l'usage des vésicatoires volans, qu'on promenerait sur l'abdomen. Deux personnes, qui sous notre direction en ont usé, s'en sont bien trouvées, mais peu veulent s'y soumettre.

En résumé, ce traitement se réduit à prendre des pilules, des demi-lavemens, un purgatif tous les quinze jours, et à faire des frictions; et l'on voit, d'après cela, qu'il est facile à suivre et qu'il ne détourne pas des occupations journalières.

Tous les moyens précités ne sont pas d'une nécessité absolue, puisqu'avec l'un d'eux on a obtenu des guérisons; nous voulons dire seulement que plus on en emploiera, plus on aura de chances de succès rapides.

Régime.

Ce régime, essentiellement tonique, consiste à faire usage de viandes noires, telles que pigeon, mouton, chevreuil, lièvre, bien épicés et sans graisse. On pourra se permettre les huîtres.

On s'abstiendra des viandes blanches, telles que poulet, agneau, veau, et généralement de la viande des animaux qui ne sont pas parvenus à leur entière croissance ; des légumes farineux, tels que pommes de terre, pois, lentilles, etc., de la pâtisserie, des pâtés d'Italie, du chocolat, du tapioca, de l'arrow-root, des marrons, des noix, de tous les fruits en général, mais surtout de ceux qui contiennent de l'huile.

Pour boisson pendant le repas, on fera usage d'un vin sec, du vin blanc surtout, qu'on fera bien de couper avec de l'eau de Seltz. Nous recommandons le café pur après le repas, avec un peu de liqueur. Exclure la bière.

Hors le temps des repas, pour calmer la soif, on pourra prendre de la limonade peu sucrée.

On supportera la soif et on fera de l'exercice autant que possible. On ne mangera pas tout son appétit. Cinq heures de sommeil seront suffisantes pour les hommes; on pourra être plus indulgent pour les dames.

Je pense qu'on accélérerait le succès du traitement en prescrivant la thériaque, de laquelle on pourrait faire retrancher l'opium. Les autres substances qui entrent dans sa compositions sont toutes toniques ou astringentes.

TRAITEMENT POUR LES TEMPÉRAMENS SANGUINS.

Médication.

Au lieu des préparations martiales, on prendra seulement du sulfate de quinine à hautes doses; car, comme l'a remarqué M. Wadd, et comme nous l'avons remarqué nous-même dans notre pratique, les obèses sont moins accessibles que les autres à l'action des médicamens.

Nous pensons que l'eau de Rabel, sagement administrée, serait d'un grand secours. Nons ne l'avons pas encore prescrite.

Les autres points concernant la médication sont les mêmes que ceux du tempérament lymphatique; seulement au demi-lavement d'eau de savon, on pourra substituer des demi-lavemens dans lesquels on mettra une once de vinaigre. Il faudrait y renoncer, si la personne avait des hémorrhoïdes.

Régime.

Le régime sera pris dans les substances végétales. On se permettra rarement l'usage de la viande, on fera même mieux d'y renoncer entièrement ; mais on pourrra le reprendre lorsque l'amaigrissement aura eu lieu.

Quant à la boisson, on pourra se permettre les vins faibles coupés dans beaucoup d'eau, du cidre, de la limonade. Quant au sommeil, à la quantité de nourriture et à la boisson, les indications sont les mêmes que dans le traitement qui précède.

D'après ces données, on peut voir que le régime animal est affecté au tempérament lymphatique, et le végétal au sanguin : et nous pensons que les insuccès qu'on a eus dans le traitement de l'obésité viennent de ce qu'on a employé l'un et l'autre indistinctement.

Sous l'influence de ces traitemens, nous avons vu disparaître des embonpoints qui dataient de longues années. Dans le grand nombre de personnes qui ont été guéries, nous avons surtout remarqué un monsieur qui, au bout de quelques mois, avait changé de manière à n'être pas reconnu de ses connaissances. Sa figure, de large et épatée qu'elle était avant le traitement, était devenue ovale, et son corps avait maigri au point qu'il avait été obligé de se donner d'autres habits.

Parmi les dames, nous avons remarqué

le cas d'une jeune personne de dix-huit ans qui, dès le bas âge, avait eu toujours de l'embonpoint, qui avait le cou perdu dans les épaules, des bourrelets graisseux derrière la nuque, et qui était de la plus grande indifférence pour tout. Au bout de deux mois de traitement, les bourrelets grais-seux ont disparu ; la jeune personne s'est sentie plus leste, plus dégagée, son caractère est devenu enjoué , et elle n'a plus eu de répugnance pour l'exer-cice.

Nous regrettons vivement de ne pouvoir publier les lettres de remercîmens que nous avons reçues d'un grand nombre de per-sonnes, qui se sont confiées à nos soins, parce qu'en citant les localités d'où elles ont été datées, ce serait faire connaître les per-sonnes, ce qui serait désagréable à beau-coup d'entre elles, surtout aux dames. Dans toutes ces lettres on n'a pas manqué de nous dire que la santé, loin de souffrir du traitement, n'avait fait, au contraire, que se fortifier ; du reste, les médecins, mieux que personne, seront persuadés de ceci d'après les détails du traitement.

En finissant, nous devons dire que nous serons bien reconnaissant envers ceux de nos confrères qui auraient fait des observations sur ce sujet et qui voudraient bien nous en faire part. Nous nous ferons de notre côté un devoir de leur envoyer un exemplaire.

—————

Nota. L'expérience nous a fait voir qu'il y a des personnes qui désirent suivre le trai-

tement dans le plus strict incognito envers tout le monde, même envers leur médecin. Ainsi nous avons traité, par correspondance, à Paris, à la province et à l'étranger, des personnes qui prennent un faux nom ou une lettre de l'alphabet. Les personnes qui seraient dans les mêmes intentions, pourraient employer le même moyen. Il nous suffit de connaître l'âge, le sexe, les mesures du corps prises autour de la poitrine et de la taille, l'époque à laquelle a commencé l'embonpoint, les circonstances, s'il y en a, qui l'ont précédé, enfin le tempérament. Que si on ne connaissait pas bien ce dernier, une explication par lettre nous aurait bientôt mis en état de le connaître. Dans ce cas on recevrait de Paris, tout préparés par un des meilleurs pharmaciens, les médicamens qu'il donne au même prix qu'en province, et qui ne rendent pas le traitement bien cher.

Les lettres *non affranchies* ne sont pas reçues.

Consultations tous les jours de midi à deux heures.

FIN.

PARIS. — IMPRIMERIE DE COSSON,
Rue Saint-Germain-des-Prés, n. 9.